Lexikalische Störungen bei Aphasie

Anneliese Kotten

11 Abbildungen
4 Tabellen

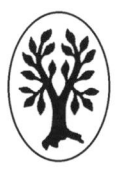

1997
Georg Thieme Verlag Stuttgart · New York

Anschriften

Kotten, Anneliese, Dr., Leiterin der Abt. Sprachtherapie
Fachklinik Bad Heilbrunn, Wörnerweg 30, 83670 Bad Heilbrunn

Schrey-Dern, Dietlinde, Lehranstalt für Logopädie an der Medizinischen Fakultät der
Rhein.-Westf. Techn. Hochschule, Pauwelsstr. 30, 52074 Aachen

Springer, Luise, Leitende Logopädin, Lehranstalt für Logopädie an der Medizinischen Fakultät der
Rhein.-Westf. Techn. Hochschule, Pauwelsstr. 30, 52074 Aachen

Die Deutsche Bibliothek – CIP-Einheitsaufnahme

Kotten, Anneliese:
Lexikalische Störungen bei Aphasie / Anneliese Kotten. –
Stuttgart; New York; Thieme, 1997
(Forum Logopädie)

Wichtiger Hinweis: Wie jede Wissenschaft ist die Medizin ständigen Entwicklungen unterworfen. Forschung und klinische Erfahrung erweitern unsere Erkenntnisse, insbesondere was Behandlung und medikamentöse Therapie anbelangt. Soweit in diesem Werk eine Dosierung oder eine Applikation erwähnt wird, darf der Leser zwar darauf vertrauen, daß Autoren, Herausgeber und Verlag große Sorgfalt darauf verwandt haben, daß diese Angabe **dem Wissensstand bei Fertigstellung des Werkes** entspricht.
Für Angaben über Dosierungsanweisungen und Applikationsformen kann vom Verlag jedoch keine Gewähr übernommen werden. **Jeder Benutzer ist angehalten,** durch sorgfältige Prüfung der Beipackzettel der verwendeten Präparate und gegebenenfalls nach Konsultation eines Spezialisten festzustellen, ob die dort gegebene Empfehlung für Dosierungen oder die Beachtung von Kontraindikationen gegenüber der Angabe in diesem Buch abweicht. Eine solche Prüfung ist besonders wichtig bei selten verwendeten Präparaten oder solchen, die neu auf den Markt gebracht worden sind. **Jede Dosierung oder Applikation erfolgt auf eigene Gefahr des Benutzers.** Autoren und Verlag appellieren an jeden Benutzer, ihm etwa auffallende Ungenauigkeiten dem Verlag mitzuteilen.

© 1997 Georg Thieme Verlag
Rüdigerstraße 14, D-70469 Stuttgart
Printed in Germany
Satz und Druck: Gulde-Druck GmbH, 72005 Tübingen
Umschlaggrafik: Martina Berge, Erbach/Ernsbach

ISBN 3-13-106841-8   1 2 3 4 5 6

Für meinen Neffen Franz Alexander Kotten

Wir hatten gerade mit dem Diskutieren begonnen,
als sein tödlicher Unfall jedes Wort abschnitt.

Vorwort der Herausgeberinnen

Forschung und Therapie haben sich historisch gesehen oft unabhängig voneinander entwickelt. So setzt man in der Aphasietherapie immer noch Methoden und Übungsmaterialien ein, die theoretisch nicht begründet oder nicht in Therapiestudien abgesichert sind. Hinzu kommt, daß viele Erfahrungen aus der therapeutischen Praxis, die für die Forschung nutzbar gemacht werden könnten, nicht zur Kenntnis genommen werden. In diesem Zusammenhang kommt modellorientierten Erklärungs- und Therapieansätzen der kognitiven Neuropsychologie und Neurolinguistik eine besondere Bedeutung zu, da sie eine mögliche Schnittstelle zwischen Theorie und Praxis darstellen. So gibt es vermehrt theoretisch motivierte Behandlungskonzepte und durch Therapiestudien abgesicherte Methoden für spezifische Verarbeitungsstörungen.

Obwohl es inzwischen eine Fülle von konkurrierenden Modellen für die Wortverarbeitung und Satzproduktion gibt, stimmen die meisten darin überein, daß das Sprachsystem voneinander trennbare Subkomponenten/Verarbeitungsebenen enthält, die für unterschiedliche Aspekte der Sprachverarbeitung verantwortlich sind. Dies bedeutet nicht, daß die Subkomponenten bei normaler Funktionsweise getrennt voneinander arbeiten. Aber so wie das Sprachsystem organisiert ist, kann eine Komponente gestört sein, ohne daß es zu einem völligen Funktionsausfall kommt.

Die Attraktivität der modellorientierten Ansätze liegt darin, daß sie helfen, detaillierte Hypothesen über zugrundeliegende Defizite und intakte Prozesse zu bilden und entsprechende Therapiestrategien zu entwickeln und zu überprüfen. Mit der vorliegenden Darstellung zu lexikalischen Störungen bei Aphasie werden genau diese Zielsetzungen verfolgt. Damit liegt für den deutschsprachigen Raum eine erste Veröffentlichung vor, die auf modellorientierter Grundlage und unter Hinzuziehung empirisch abgesicherter Therapiestudien sowohl ein diagnostisches Konzept als auch Übungsvorschläge für die Therapie enthält.

Aachen, im Sommer 1997
Dietlinde Schrey-Dern
Luise Springer

Vorwort

Warum ich dieses Buch geschrieben habe: Seit mehr als 20 Jahren werden Modelle der Wortverarbeitung entwickelt und anhand von Experimenten variiert, verfeinert oder verworfen. In unserem therapeutischen Alltag findet man jedoch kaum eine praktische Umsetzung. Die Gründe sind vielfältig: Die meisten Artikel sind in englischer Sprache publiziert, oft in unterschiedlichen Zeitschriften oder Sammelbänden verstreut und für KollegINNen, die in Praxen arbeiten, manchmal schwer zugänglich. Zudem sind im Laufe der Zeit Modellvarianten veröffentlicht worden, die verwirrend wirken können.

Ich wollte daher eine Brücke schlagen zwischen einer äußerst umfangreichen Forschung und dem therapeutischen Alltag. Und ich wollte zeigen, wie Modellvorstellungen eine Hilfe geben können, Störungen besser zu verstehen, präziser zu untersuchen und Therapiemaßnahmen gezielter zu planen.

Dabei ist keine „Rezeptesammlung" herausgekommen, sondern hoffentlich ein Wegweiser, der hilft, Bekanntes unter anderen Gesichtspunkten neu zu entdecken.

Um keine Verwirrung zu stiften, habe ich auf die Darstellung von Varianten des vorgestellten Wortverarbeitungsmodells bewußt verzichtet. An einigen Stellen habe ich auch leichte Vereinfachungen vorgenommen. Dieses Vorgehen halte ich für gerechtfertigt, da eine Einführung die Neugier wecken, aber nicht abschrecken sollte.

Da auch Leser, die sich intensiver mit Modellen zur Wortverarbeitung beschäftigen wollen, nicht zu kurz kommen sollen, gibt es genügend Lektürehinweise.

Dieses Buch richtet sich hauptsächlich an Kollegen und Kolleginnen, die mit Aphasiepatienten arbeiten. Viele Fachausdrücke sind daher bekannt. Um aber auch „Einsteigern" oder interessierten KollegINNen aus Nachbardisziplinen ohne Kenntnisse der linguistischen Termini das Lesen zu erleichtern, soll das Glossar eine Hilfe geben. Dort werden wichtige linguistische, aber auch aphasiologische Grundbegriffe, die im Text vorkommen, kurz erläutert.

Für kritische Kommentare zum Manuskript möchte ich vor allen den Herausgeberinnen, Dietlinde Schrey-Dern und Luise Springer danken. Mein besonderer Dank gilt Gerhard Blanken, der mir so viele Literaturwünsche erfüllt hat und mit dem ich große Teile des Manuskripts diskutieren konnte.

Danken möchte ich auch der Kollegin Waltraud Mailahn, die mir beim Korrekturlesen geholfen hat.

Für die unerwartete Unterstützung in einer schwierigen Zeit ein Dank an den Lektor des Verlags, Christian Urbanowicz! Zum Schluß ein herzliches Danke an meinen Partner Thomas Schugt für soviel Verständnis und Geduld.

Bad Heilbrunn, September 1997   *Anneliese Kotten*

Inhaltsverzeichnis

Einleitung

Wortfindungsstörungen, Wortfindungsirrtümer und Versprecher bei Gesunden

Wortfindungsstörungen sind nicht nur ein Merkmal von Aphasien. Auch Sprachgesunde haben manchmal Wortfindungsstörungen. Und auch bei gesunden Sprechern gibt es nicht nur das häufig beschriebene Phänomen, daß etwas „auf der Zunge" liegt, aber nicht herausgebracht werden kann. Es kommen auch semantische Fehler vor und ebenso auch Neologismen.

Zusätzlich finden wir Fehler, die bei gehäuftem Auftreten den Verdacht erwekken, der Sprecher sei sehr ungebildet, da er – insbesondere bei Fremdwörtern – klanglich ähnliche Wörter verwechselt. Nach einer englischen Romanfigur (Mrs. Malaprop) werden diese Fehler als „Malapropismen" bezeichnet (vgl. hierzu Fay u. Cutler 1977).

Manchmal bürgern sich diese Fehler sogar ein, wie ein rheinisches Beispiel zeigt: hier wird „simulieren" häufig im Sinne von „sinnieren" verwendet.

Auch ein anderes Phänomen, das in der Praxis der Aphasietherapie häufig auftaucht und als Störung des Wortverständnisses interpretiert wird, kennt jeder gesunde Sprecher ebenfalls: Ein gelesenes oder gehörtes Wort ist irgendwie bekannt, wir wissen aber nicht, was dieses Wort bedeutet.

Ebenso vertraut sind uns „Versprecher" („slips of the tongue"). Solche Fehler findet man häufig bei der Aktivierung mehrsilbiger oder zusammengesetzter Wörter oder aber bei Äußerungen, die aus mehreren Wörtern bestehen (vgl. hierzu Dittmann 1988 und Leuninger 1996).

Schon diese kurze Auflistung zeigt, daß recht unterschiedliche Probleme der Wortverarbeitung wie z. B. „Wortfindungsstörungen", „Versprecher" und sogar auch Störungen im Wortverständnis ganz alltäglich sind. Da es sich dabei jedoch um sehr verschiedenartige Fehler handelt, ist zu vermuten, daß Prozesse der Wortverarbeitung (Wortfindung/Wortverständnis) in unterschiedlicher Weise störbar sind.

Störungen der Wortverarbeitung bei Aphasien

Störungen der Wortverarbeitung sind bei allen Aphasieformen zu sehen.

Diese Störungen können sich in den verschiedenen Modalitäten (sprechen/verstehen/lesen/schreiben) unterschiedlich darstellen. So gibt es viele Patienten, die Wörter *besser verstehen als produzieren*. Es gibt aber auch Patienten, die das Gegenteil zeigen, da sie *Wörter besser produzieren als verstehen*.

Dieser Befund ist allen vertraut, die mit Aphasiepatienten arbeiten.

Ebenso vertraut ist, daß *Wortfindungsstörungen* von allen Aphasiepatienten beklagt werden. Wortfindungsstörungen zeigen sich bei unterschiedlichen Aufgabenstellungen wie z. B. in der Spontansprache oder beim Benennen von Bildern. Wortfindungsstörungen können zu sehr verschiedenen Fehlerarten führen:

Wir finden Umschreibungen, semantische Verwechselungen, phonematische Paraphasien, Nullreaktionen oder auch Neologismen. Manchmal sagen Patienten genauso wie gesunde Sprecher: „Es liegt mir auf der Zunge, aber ich bring's nicht raus." (vgl. hierzu eine frühe Arbeit von Goodglass u. Mitarb. 1976.)

Bei dieser Fülle von Fehlervarianten denkt man daher als erstes, daß bestimmte Fehlerarten ganz bestimmten Aphasieformen zuzuordnen sind.

Es hat sich jedoch gezeigt:
– Unterschiedliche Fehlertypen korrelieren nicht mit bestimmten Aphasieformen (Kremin 1988).
– Fehler in der spontanen Wortfindung bzw. beim Benennen sind daher nicht geeignet, Aphasieformen voneinander zu unterscheiden.
Allerdings muß einschränkend gesagt werden, daß die *Fehlerquantität* dieser verschiedenen Fehlerarten je nach Aphasieart unterschiedlich sein kann.

Störungen der Wortfindung bei anderen zerebralen Erkrankungen

Nicht nur gesunde Sprecher und Aphasiepatienten kommen bei der Wortfindung bzw. beim Verstehen von Wörtern in zeitweilige oder dauernde Schwierigkeiten.

Gleiches gilt auch für Patienten, die an verschiedenen Formen einer Demenz erkrankt sind (vgl. hierzu beispielsweise die Diskussionen in Au u. Mitarb. 1988; Chenery u. Mitarb. 1996; Miller u. Mitarb. 1990). Dabei ist auffällig, daß demente Patienten überwiegend *semantische* Fehler machen. Da aber semantische Fehler in der Wortfindung oder beim Verstehen von Wörtern auch bei Aphasiepatienten auftreten, brauchen wir eine Möglichkeit, differentialdiagnostisch die jeweiligen Quellen solcher Fehler zu analysieren.

Mit anderen Worten: Wir sollten z. B. unterscheiden können, ob das sprachliche Wissen gestört ist oder aber ob der Zugriff auf dieses sprachliche Wissen nicht mehr gelingt.

Ein weiteres Problem kommt hinzu:

Beziehungen zwischen „normalen" Wortfindungsstörungen und Störungen bei Aphasie

Wir wissen nicht gesichert, ob Störungen der Wortfindung bei Gesunden, Aphasikern und Dementen Ausdruck vergleichbarer Prozesse sind oder ob bei gesunden und erkrankten Personen ganz unterschiedliche Prozesse der Sprachverarbeitung angenommen werden müssen.

Zur Lösung dieses Problems bieten sich hier im Prinzip zwei Ausgangspositionen an:
1. Die Störung verursacht komplett neue Verarbeitungsmechanismen.
Dann kann es keinen Vergleich zwischen den „normalen" und den aphasischen (bzw.

dementen) Wortfindungsproblemen geben. Eine andere Annahme könnte darin bestehen:

2. Eine Hirnschädigung eröffnet keine neuen Verarbeitungsmöglichkeiten, sondern zwingt dazu, noch vorhandene Möglichkeiten optimal auszunutzen.

Auf dieser Annahme beruhen auch die Modellkonstruktionen der kognitiven Neurolinguistik (vgl. hierzu als Einführung Blanken 1988; Ellis u. Young 1991; Kremin u. Ohlendorf 1988).

Anmerkungen zum Aufbau des Buches

Die Erarbeitung eines heute sehr häufig angewendeten Modells der Wortverarbeitung steht im Mittelpunkt dieses Buches. Anhand vieler Beispiele wird illustriert, wie gestörte/ungestörte Prozesse der Wortverarbeitung im Rahmen dieses Modells analysiert werden können.

Und natürlich werden auch ungeklärte Fragen und mögliche Alternativen zu dem vorgeführten Modell diskutiert. Derzeit verfügbares Untersuchungsmaterial wird eingehend besprochen. Auch die praktische Umsetzung modellgeleiteter Untersuchungen wird an ausgewählten Beispielen sehr ausführlich dargestellt.

Anschließend wird an Therapiebeispielen die therapeutische Umsetzung vorgeführt. Dabei werden auch derzeit noch ungeklärte Probleme erörtert.

Ein letzter Teil mit Übungsvorschlägen gibt Anleitungen zur eigenen Praxis.

Als „Einstieg" werden wir uns jedoch zunächst mit dem „mentalen Lexikon" (*das Lexikon im Kopf* eines jeden Sprachbenutzers) und seiner Gliederung beschäftigen.

Und noch ein letztes Wort, bevor die Reise in die Welt der Wörter beginnt: Vorkenntnisse sind nicht erforderlich.

Daher werden an einigen Stellen komplizierte Prozesse leicht vereinfacht dargestellt. Aber wer weiter forschen will, bekommt exemplarische Literaturhinweise.

Da inzwischen eine Flut von Veröffentlichungen zum Thema „Lexikon" existiert, wurde eine Auswahl getroffen. Bei dieser Auswahl wurde berücksichtigt, ob möglichst viele Leser sich einen Zugang zu der erwähnten Primärliteratur verschaffen können.

Und ganz zum Schluß noch ein Tip für Leser, die einen Zugang zu Uni-Bibliotheken haben:

Das Handbuch „Linguistic Disorders and Pathologies" (herausgegeben von Blanken u. Mitarb. 1993) bietet eine schnelle Orientierungshilfe für die weiterführende Diskussion aller theoretischen Fragen, die in den folgenden Kapiteln angeschnitten werden.

Als Einführung und Überblick eignet sich auch das gerade erschienene Buch von Nickels (1997).

1 Das „Lexikon im Kopf"

1.1 Organisation des mentalen Lexikons: Ordnung oder Chaos?

Eine systematisch erforschbare Störung beim Abruf des internen Lexikons setzt voraus, daß eine Ordnung in diesem mentalen Lexikon besteht.

Daß tatsächlich eine *Ordnung* vorhanden sein *muß*, läßt sich z. B. aus Experimenten erschließen, in denen vorgesprochene Wörter erkannt werden sollen.

Bei solchen Experimenten konnten in vielen Fällen Wörter identifiziert werden, *bevor* sie zu Ende gesprochen waren.

D.h. also: die Versuchspersonen *erkannten* die Wörter, *bevor* sie diese Wörter *als Ganzes* gehört hatten (vgl. Aitchison 1990 und die dort beschriebenen Experimente).

Auch die entgegengesetzte Leistung, nämlich *eine* vorgesprochene *Lautfolge, welche* aufgrund phonematischer und morphologischer Kriterien *ein Wort hätte sein können* – wie z. B. „Lerg" oder „spielig" – als *Pseudowort* zu *erkennen,* konnte in weniger als einer halben Sekunde bewältigt werden.

Eine Ordnung des internen Lexikons läßt sich nicht nur durch Worterkennungsexperimente oder lexikalische Entscheidungsaufgaben begründen. Auch die Tatsache, daß wir bei der Sprachproduktion relativ wenig Fehler machen, obwohl wir beim flüssigen Sprechen 3–5mal pro Sekunde ein Wort aus unserem internen Lexikon abrufen, gibt einen Hinweis auf Ordnungsstrukturen.

Wäre keinerlei Ordnung vorhanden, müßten rein statistisch mehr Fehler beim flüssigen Sprechen vorkommen. Schätzungen der Fehlerhäufigkeit (hochgerechnet aus sehr unterschiedlichen Fehlersammlungen) variieren allerdings sehr stark. Caplan (1993, S. 15) spricht von *einer* falschen Wortwahl und *einem* Versprecher bei der Produktion von 1000000 Wörtern. Levelt (1992, S. 199) geht anhand empirischer Daten von *ungefähr einem* Fehler (Wortwahl bzw. anderer Versprecher) bei 1000 Wörtern aus.

Leistungen dieser Art sind nur möglich, wenn Suchstrategien aufgrund bestimmter vorgegebener Ordnungsstrukturen mehr oder weniger automatisch eingesetzt werden.

Daher steht im Zentrum dieses Kapitels die Frage, wie wir uns diese Ordnung vorstellen können.

Bevor wir jedoch die Strukturierung des mentalen Lexikons diskutieren, sollten wir uns fragen, mit welcher Datenmenge wir rechnen müssen.

Mit anderen Worten:

1.2 Wie viele Wörter gibt es, und wie kann man diese Wörter zählen?

Es ist zweckmäßig, diese Frage noch einmal wie folgt zu unterteilen:
– Wie viele Wörter hat unsere Sprache und
– welche sprachliche Einheit ist überhaupt „*ein* Wort"?
Sind „Mann", „Männer", „Supermann", „männlich", „Mannschaft", „bemannen" *ein* Wort, weil *nur* der *Wortstamm zählt*, oder *sechs,* weil durch Flektierung (z. B. Plural), Ableitungen oder Zusammensetzungen neue Wörter entstanden sind?
Könnte es z. B. sinnvoll sein, Flexionsformen bei Substantiven (sog. Deklination) bzw. Personal- oder Zeitformen bei Verben (sog. Konjugation) *anders* als Ableitungen und Zusammensetzungen zu behandeln?
Ein Argument für die unterschiedliche Behandlung könnte beispielsweise darin bestehen:
Der Plural bei Substantiven oder die verschiedenen Formen bei Verben, welche Person oder Zeit anzeigen, sind nichts anderes als *notwendige Umformungen eines einzigen Wortes,* die unsere Grammatik *beim Gebrauch* von Wörtern (z. B. in Sätzen) vorschreibt. Da hierbei nur die Zahl, die Person oder die Zeit geändert wird, bleibt die Grundbedeutung erhalten. Für eine Zählung des Wortschatzes bedeutet dies:
Flexionsformen von Substantiven (Deklination) oder von Verben (Konjugation) werden bei der Zählung nicht berücksichtigt. Für Ableitungen (und Zusammensetzungen) ist zunächst folgendes festzustellen:
Ein Sprecher, der die Grundbedeutung eines abgeleiteten (oder zusammengesetzten) Wortes kennt, kann sehr oft auch die Bedeutung der neugebildeten Wörter erschließen, weil die Bildungsmittel zur Veränderung von Wortstämmen festgelegte Funktionen haben.
Diese Änderungen betreffen z. B. die Wortart, wie das folgende Beispiel zeigt: „lehren"/„Lehre"/„Lehrer"/„Lehrling"/„belehren"/„gelehrig"/„gelehrt".
Bei diesen Änderungen können jedoch auch Bedeutungsverschiebungen auftreten, die es als sinnvoll erscheinen lassen, trotz der Verwandtschaft von verschiedenen Wörtern auszugehen. So ist beispielsweise ein „Lehrling" nicht automatisch ein junger Mensch, der von jemandem belehrt wird. Diese Bezeichnung kann nur dann verwendet werden, wenn bestimmte soziale Bedingungen erfüllt sind.
Da eine gewachsene Sprache nicht unbedingt logisch aufgebaut ist, sind auch identische Morpheme in unterschiedlichen Funktionen denkbar.
Dies läßt sich beispielsweise an dem Morphem „-er" zeigen. *Beispiel:* „Lehrer" (Umformung aus einem Verb), „Männer" (Plural), „schöner" (Steigerungsform).
Das Zählproblem ist jedoch noch weitaus komplexer, denn unser Wortschatz enthält auch Wörter, die formal wie abgeleitet aussehen, jedoch keine Rückführung auf ein Grundwort gestatten. So z. B. „Mutter", „beginnen", „fertig".
Und wie soll gezählt werden, wenn die *Wortform* erhalten bleibt, aber das Wort *zwei Bedeutungen* hat?
– Ist „Schloß" *ein* Wort, oder handelt es sich um *zwei* Wörter, weil hier unterschiedliche Bedeutungen („Türschloß/Königsschloß") eine Rolle spielen?
Auch wenn diese theoretischen Fragen alle geklärt wären, sind weitere Fragen wichtig:
– Welches Material kann man für eine Zählung benützen?
Sind Telefongespräche, Literatur, Zeitungsartikel, Sportnachrichten, Wetterberichte,

Horoskope? *oder … was* repräsentativ? Konventionelle Wortschatzlisten, die *alle Wörter* einer Sprache aufzählen (z. B. das Duden-Lexikon) beziehen sich überwiegend auf *schriftliche* Quellen.

Dies galt anfangs auch für *Zählungen des tatsächlichen Gebrauchs.* (Eine Ausnahme bildet das Häufigkeitswörterbuch von Ruoff (1990), in dem jedoch nur ein spezielles Gebiet, nämlich Baden-Württemberg, repräsentiert ist.)

Trotz der grundlegenden Fragen, *welche Einheiten bei welchem Material* gezählt werden sollen, wird jedoch anhand der verfügbaren Lexika (z. B. bei veröffentlichten Wörterbüchern) etwas Überraschendes deutlich:

Unser Wortschatz wird ständig größer!

Ein Vergleich mit Zählungen aus der frühen Neuzeit (vgl. Miller 1992) und den Zählungen in unserem Jahrhundert ergibt, daß wir heute mit mehr als der zehnfachen Menge an Wörtern konfrontiert sind.

Zur Illustration vergleicht Miller (1992) die Eintragungen in einem Wörterbuch der englischen Sprache um 1600 und um 1960.

Das alte Wörterbuch enthält etwa 2500 Einträge.

Demgegenüber finden sich etwa 450000 Einträge in dem 1961 herausgegebenen Wörterbuch.

Für die deutsche Sprache ist ein ähnlicher Zuwachs an Wörtern zu vermuten.

Heutzutage wird der Wortschatz der deutschen Sprache zwischen 300000 und 500000 Wörtern geschätzt (vgl. Miller 1992, S. 160). Bei dieser Angabe bleibt offen, wie hoch der Anteil von Fachwörtern ist, die bei dieser Schätzung berücksichtigt wurden. Abgesehen davon, daß vermutlich niemand, außer einem Forscher, der ein Lexikon der deutschen Sprache veröffentlichen will, alle potentiellen Wörter wirklich kennt, betrifft das Wachstum des Lexikons nur einen ganz besonderen Teil.

1.2.1 Das ständig wachsende Lexikon und seine Benutzer

Folgende Fragen werden uns als nächstes beschäftigen:
– Welche Teile des Wortschatzes bzw. welche Wortarten expandieren und welche Arten von Wörtern sind relativ konstant?
Diese Frage betrifft das System „Sprache" unabhängig von möglichen Benutzern.

Bezogen auf einen möglichen Sprecher ist darüber hinaus zu fragen:
– Welchen Anteil des gesamten Wortschatzes *kennt* ein individueller Sprecher (sogenannter „passiver" Wortschatz) und welchen Anteil dieses Wortschatzes *gebraucht* dieser Sprecher (sogenannter „aktiver" Wortschatz)?
Daß *Kennen* und *Gebrauchen* von Wörtern nicht identisch ist, erfahren wie z. B. täglich in den Nachrichten. Viele dieser Wörter gebrauchen wir nicht, aber ohne deren Kenntnis würden wir die Nachrichten nicht verstehen (vgl. auch Levelt 1993).
– Wie ist der jeweils individuelle Wortschatz gespeichert: z. B. systematisch gegliedert (und für alle Sprachteilhaber gültig) oder „individuell"?
Diese letzte Frage hat sowohl für die Analyse möglicher Störungen als auch für die daraus ableitbaren Therapien einen besonderen Stellenwert.

Darüber hinaus ist eine weitere Frage für die betroffenen Patienten als auch für die behandelnden Therapeuten besonders wichtig:
– Wie läßt sich das *sprachliche* Wissen, d. h. die Kenntnis des Sprachsystems vom *sprachlich vermittelten Wissen über Fakten* (z. B. von *Namen* u.ä.) unterscheiden?

Mit anderen Worten:

Sind „Fluß" und „Nil" oder „Boxer" und „Muhammad Ali" unterschiedlich gespeichert? Welche Bedingungen sind für unterschiedliche Speicherungen anzunehmen?

Da diese Fragen sehr verschiedene Aspekte von *Sprachstruktur, Speicherung* und *Gebrauch* betreffen, läßt sich keine globale Antwort geben.

Einige, jedoch nicht alle der angeschnittenen Fragen können möglicherweise im Verlauf der Diskussion beantwortet werden. Andere Fragen, z. B. nach dem jeweils individuellen aktiven/passiven Wortschatz, müssen naturgemäß auch individuell abgeklärt werden. Zunächst einmal sollen jedoch *systematische Veränderungen* des Wortschatzes diskutiert werden.

1.3 Wort ist nicht gleich Wort – vom Unterschied der Wörter

Bei genauer Durchsicht von Wörterbüchern wird deutlich, daß *Wort* nicht gleich *Wort* ist. Viele Wörter sind in relativ kurzer Zeit neu hinzugekommen, aber ein gewisser Bestandteil des Wortschatzes ist über lange Zeiträume hinweg relativ konstant geblieben.

Hierbei handelt es sich um Artikel, Pronomen, Präpositionen oder aber um Konjunktionen bzw. Adverbien.

Dennoch gibt es auch hier im Laufe der Sprachgeschichte leichte Veränderungen.

Diese Veränderungen betreffen jedoch primär die morphosyntaktischen Konstruktionen. Deutlich wird dies z. B. an dem veränderten Kasus nach „trotz" oder „wegen".

Während „Vorkriegsschüler" in beiden Fällen noch den Genitiv verwendet hätten – z. B. „wegen *des* schlechten Wetters"/„trotz *des* schlechten Wetters" –, ist heute eine andere Konstruktion häufig zu hören, nämlich trotz „*dem* schlechten Wetter" bzw. „wegen *dem* schlechten Wetter". Da aber die zahlenmäßigen Veränderungen in der Wortklasse, die mit dem Aufbau syntaktischer Beziehungen zwischen Wörtern zu tun hat, äußerst gering sind, spricht man hier von einer *geschlossenen Klasse*.

Wörter dieser Klasse kommen zwar besonders häufig vor, aber viele Patienten haben dennoch Schwierigkeiten in der Auswahl bzw. beim Verstehen dieser Wörter.

Im folgenden werden wir uns jedoch mit dieser speziellen Wortklasse nur noch am Rande beschäftigen.

Im Mittelpunkt der weiteren Diskussionen steht der Teil des Wortschatzes, der ständig expandiert.

Hier spricht man von einer *offenen Klasse*.

Welche Wörter gehören zu der „offenen " Klasse?

Hierbei handelt es sich um Wörter, die *Inhalte* vermitteln. Bezogen auf *unsere* Sprache kommen dabei nur Substantive, Adjektive und Verben in Betracht, d. h. Wörter, die auf Gegenstände, Sachverhalte, Handlungen, Zustände, Eigenschaften usw. Bezug nehmen. (Zur unterschiedlichen Verarbeitung beider Klassen vgl. z. B. Garrett 1992.)

Will man nun die Leistungen bzw. die Schwierigkeiten von Sprechern beim Wortabruf vergleichen, dürfen Spezialkenntnisse keine Rolle spielen. Wir werden daher im folgenden keinerlei Fachwortschatz berücksichtigen. Ebensowenig werden wir den „Jargon" sozialer Gruppierungen einbeziehen, es sei denn, bestimmte Ausdrücke hätten sich so durchgesetzt, daß man von einer allgemeinen Geltung sprechen kann.

Für die weitere Diskussion ist im Auge zu behalten, daß es auch bei Inhaltswörtern eine Art „Kernwortschatz" gibt, d. h. Wörter, die besonders häufig (frequent) gebraucht werden.

1.4 Wie groß ist das individuelle mentale Lexikon?

Untersuchungen an amerikanischen College-Studenten (vgl. Aitchison 1990, S. 6 f.) ergaben anhand von Definitionstests vorgesprochener Wörter und anschließender Hochrechnung ungetesteter Wörter, daß ungefähr 58000 Grundwörter bekannt sind.

Hinzu kommen ca. 1700 seltene Wörter, die ebenfalls dem Grundwortschatz angehören, sowie 96000 Ableitungen bzw. Komposita. Rein statistisch betrachtet lassen sich daraus 150000 Wörter ableiten. Diese Zahlen wurden jedoch später angezweifelt. Wenn wir alle potentiellen Schwierigkeiten der Zählung berücksichtigen, müssen wir von einem Grundwortschatz von ca. 50000 individuell verfügbaren Wörtern ausgehen, der jedoch (laut Aitchison 1990) auch individuell bis zu 250000 umfassen kann (vgl. hierzu auch Miller 1993, S. 162). Caplan (1993, S. 15) wiederum spricht von „mehr als 20000 Einheiten" („Items") des mentalen Lexikons, unter denen der Sprecher bei der Wortsuche wählen muß.

Zu beachten ist hierbei auch, daß Unterschiede in der Struktur der englischen und deutschen Sprache andere Zahlen für das Deutsche ergeben können. (Einschlägige Untersuchungen hierzu liegen m.W. nicht vor.)

1.5 Wie ist das mentale Lexikon geordnet?

Wer viel mit Lexika umgeht, kennt ganz verschiedene Ordnungsmöglichkeiten:
– alphabetisch,
– nach Sachgebieten,
– nach Bedeutungsverwandtschaften,
– Reimwörtern
– oder auch nach Wortenden (sogenannte rückläufige Lexika) usw.
Fehler beim Wortabruf geben einen ersten Hinweis darauf, daß möglicherweise *verschiedene Ordnungsprinzipien gleichzeitig* eine Rolle spielen.

Hierfür ein einfaches *Beispiel:*

Benennen eines Bildes: *Zielwort* „Maus".

Antwort: a) „Ratte", b) „Katze", c) „Falle" („Käse"/„Speck"), „Laus". Die semantischen Paraphasien a, b lassen sich z. T. als mehr oder weniger enge Nachbarn in einem begrifflich zusammengehörenden Wortfeld interpretieren. Für c – und vielleicht in diesem Fall auch für b – können demgegenüber „überlernte" und daher fest gespeicherte assoziative Beziehungen die Fehlerquelle sein. Wir müssen also mindestens mit einer „doppelten Buchführung" rechnen.

In einem ersten Schritt sollten wir daher *Ordnungsprinzipien,* die *durch* die *Sprachstruktur vorgegeben* sind, und *assoziative Beziehungen* voneinander *unterscheiden.*

Inwieweit assoziative Beziehungen primär individuell gespeichert sind oder aber durch häufigen Gebrauch in einer Sprachgemeinschaft ein fest verankertes sprachliches Wissen darstellen, wird weiter unten noch diskutiert.

Zu fragen ist dabei auch, ob diese unterschiedlichen Ordnungsprinzipien einen unterschiedlichen Einfluß auf den Wortabruf haben können (vgl. hierzu Stachowiak 1979).

1.5.1 Ordnung und Speicherung nach sprachlich-strukturellen Prinzipien

Zunächst sollen die Ordnungsstrukturen beschrieben werden, die durch unser Sprachsystem vorgegeben sind.

In Anlehnung an Levelt (1989, S. 183 f.) läßt sich die interne Struktur des Lexikons wie folgt beschreiben:

Die Ordnung wird durch *Beziehungen zwischen* den sogenannten „*Lexikoneinträgen"* hergestellt.

Lexikoneinträge sind *keine Wörter* im alltagssprachlichen Sinn. Vereinfacht ausgedrückt sind es Bündel von Merkmalen.

Es wird angenommen, daß diese „*Lexikoneinträge"* eine *interne Struktur* besitzen:

1.5.1.1 Beziehungen *innerhalb* eines Lexikoneintrags

Jeder Lexikoneintrag enthält Informationen über *Bedeutung, Syntax, Morphologie* und *Phonologie.*

Daß nicht nur semantische, sondern auch syntaktische Merkmale – wie z. B. die Wortart – bei der Speicherung eines Lexikoneintrages notwendig sein müssen, ist aus unterschiedlichen sprachlichen Phänomenen zu erschließen.

Zunächst ein Beispiel für die Wortart: „Tropfen".

Die gleiche Wortform kann einmal als Substantiv verwendet werden („Nehmen Sie vor dem Essen 30 Tropfen") oder als Verb („Kaputte Wasserhähne tropfen").

Noch eindeutiger für die notwendige Speicherung syntaktischer Merkmale ist die Tatsache, daß Wörter gleicher Wortart unterschiedliche syntaktische Konstruktionen erfordern.

Dies läßt sich besonders gut an Verben demonstrieren.

So erfordert z. B. „schlafen" nur eine einzige Ergänzung, nämlich das Subjekt („Der Vater schläft").

„Geben" erfordert demgegenüber jedoch drei notwendige Ergänzungen, da Quelle, Ziel und Objekt der Handlung angegeben werden müssen („Der Vater gibt dem Sohn das alte Auto").

Ohne diese Angaben ist das Verb nicht vollständig, oder aber es wird durch Veränderung der syntaktischen Merkmale eine Bedeutungsvariante aktiviert, die nur in ganz eingeschränkten Zusammenhängen gültig ist.

Beispiel: „Der Vater gibt" kann nur im Zusammenhang mit bestimmten Kartenspielen verwendet werden.

Wie man sich diese Beziehungen zwischen Bedeutung, Syntax, Morphologie und Phonologie vorstellen kann, soll an einem Schaubild verdeutlicht werden.

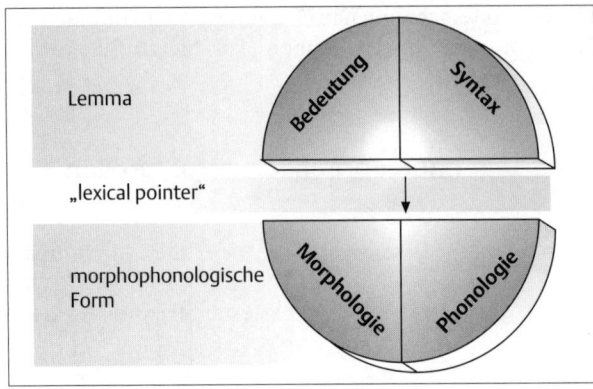

Lemma

„lexical pointer"

morphophonologische
Form

Abb. 1.**1** Aufbau eines Lexikoneintrages (nach Levelt
1989).
Lemma: semantisch/syntakti-
sche Einheiten, „lexical pointer": Verbindung mit der Wortform, morphophonologische
Form: Wortform.

1.5.2 Beziehungen *zwischen* Lexikoneinträgen

Beziehungen *zwischen* Lexikoneinträgen können unter sehr verschiedenen Gesichtspunkten betrachtet werden. So kann man z. b. zwischen „semantisch-klassifikatori-
schen" Relationen (z. B. Oberbegriff „Blume" – Unterbegriff „Rose"), die durch unser Sprachsystem vorgegeben sind, „situativen" Relationen (z. B. „Rose" – „Gar-
ten"/„stechen") bzw. „assoziativen" Relationen (z. B. „Rose" – „Liebe") unterscheiden. Beziehungen zwischen Lexikoneinträgen können aber auch morphologischer
oder phonologischer Art sein (s. u.).

Die *semantische* Ordnung des Lexikons ist jedoch von besonderer Bedeutung.

Es gibt sehr unterschiedliche Theorien zur Semantik. So gehen z. B. einige Forscher davon aus, daß Bedeutungen ganzheitlich repräsentiert sind (vgl. z. B. Levelt
1989). Eine andere wichtige Theorie nimmt demgegenüber an, daß Bedeutungen in
Merkmale aufgespalten werden können. Für die weitere Darstellung werden wir dieser Theorie folgen. Bevor wir eine mögliche Ordnung nach semantischen Kriterien beschreiben, müssen wir uns kurz mit semantischen Merkmalen beschäftigen.

Wir gehen davon aus, daß semantische Merkmale eine Hierarchie bilden: Innerhalb einer Kategorie nimmt die Menge an Merkmalen zu. D.h., Oberbegriffe haben
weniger Merkmale als spezifische Unterbegriffe, die nur für eine beschränkte Anzahl
von Objekten zutreffen.

Beispiel: „Mensch" – „Hund"

Der Oberbegriff für *beide* enthält die Merkmale „belebt"/„Säugetier". Die Merkmale werden jedoch zunehmend mehr, wenn es um „Förster" und „Dackel" geht. Hier
müssen sowohl dieser allgemeine Begriff „Mensch" als auch der Begriff „Hund" prä-
zisiert werden.

Diese hierarchische Ordnung von Merkmalen ist auch in Fehlern wiederzuerken-
nen!

Neben der *hierarchischen Ordnung von semantischen Merkmalen* müssen wir
weitere Ordnungsprinzipien annehmen.

1.5.2.1 Semantische Beziehungen

An erster Stelle steht hierbei die Ordnung nach *semantischen Feldern*.

Semantische Felder haben einen „Namen", nämlich den Oberbegriff, unter dem alle zusammengehörigen Unterbegriffe zusammengefaßt sind.

Die wichtigsten Ordnungsprinzipien semantischer Art sind:
- *Unterbegriff* (häufig als „*Hypo*nym" bezeichnet) und
- *Oberbegriff* (sogenanntes „*Hyper*nym").

Beispiel: Hund – Tier.
- *Benachbarte Unterbegriffe* (sogenannte „Kohyponyme").

Beispiel: Hund – Katze.

Bei Kohyponymen ist folgendes zu beachten: Obwohl Kohyponyme aufgrund des gemeinsamen Oberbegriffs viele Merkmale gemeinsam haben, schließen sie sich gegenseitig aus. Dies wird auch an dem Beispiel deutlich, denn: „Hund" und „Katze" können nicht für dasselbe Objekt verwendet werden.

Bei der Ordnung innerhalb semantischer Felder ist auch zu berücksichtigen, daß es „typische" Vertreter und weniger typische Vertreter gibt. Man spricht hier von „Prototypikalität".

Beispiel „Vögel": der Spatz/die Amsel sind prototypisch, der Waldkauz oder der Neuntöter dagegen nicht.
- *Synonyme.*

Beispiel: Schlips – Krawatte/sterben – krepieren – eingehen.
- *Antonyme.*

Beispiel: Freund – Feind/leben – sterben/groß – klein.

Weitere Beziehungen spezieller Art, die ebenfalls systematisch gespeichert sein müssen, sind z. B.
- *Ganzes – Teil.*

Beispiel: Mensch – Mund/Hund – Schnauze/Vogel – Schnabel.

Aber auch
- *Implikationen* wie z. B. „Lawine – Schnee" spielen bei der Speicherung eine Rolle.

1.5.2.2 Morphologische Verwandtschaften

Es ist anzunehmen, daß Wortstämme und die daraus abgeleiteten neuen Wörter ein Verbundsystem bilden.

Typisch ist, daß zwischen den abgeleiteten Wörtern auch eine bedeutungsmäßige Verwandtschaft besteht.

Beispiel: lehren – belehren – gelehrt – Lehrer – Lehrling usw.

1.5.2.3 Phonologische Verwandtschaften

Beim spontanen Sprechen treten manchmal falsche Wörter auf, die eine enge lautliche Verwandtschaft zum intendierten Zielwort besitzen. So haben Zielwort und Fehler häufig bestimmte Phoneme, nämlich Initial oder Ende oder aber den betonten Vokal (bzw. die Silbenstruktur) gemeinsam. Dies kann als Hinweis auf phonologische Ordnungsprinzipien angesehen werden.

Beispiel: Vokal – Vulkan/Schrank – Strand (*„schtrant"*) (vgl. z. B. Blanken 1990; Fay u. Cutler 1977; Levelt 1989).

1.5.2.4 Ordnung nach syntaktischen Kriterien

Eine Ordnung nach syntaktischen Merkmalen ist denkbar, da z. B. im Falle einer Aphasie bestimmte syntaktische Klassen nur erschwert evozierbar sind.

So kennen beispielsweise viele Therapeuten Patienten mit ganz unterschiedlichen aphasischen Störungen, die zwar *Substantive* abrufen können, denen jedoch die Aktivierung von *Verben* nicht gelingt (vgl. hierzu auch Berndt u. Mitarb. 1997; Kremin u. Basso 1993). Zusätzlich konnte in einer Studie (Williams u. Canter 1987) gezeigt werden, daß Substantive und Verben in Benennaufgaben zu unterschiedlichen Fehlertypen führten. Ein weiterer Hinweis auf mögliche syntaktische Ordnungskriterien ist der Erhalt der syntaktischen Klasse bei semantischen Fehlern. Wir können jedoch dieses pathologische Phänomen nicht unbedingt als Beweis dafür anführen, daß bestimmte syntaktische definierte Wortklassen ein eigenes System in unserem mentalen Lexikon bilden (vgl. Levelt 1989, S. 184).

Ein weiteres Ordnungsprinzip kann man mit dem Schlagwort „assoziativ" (s. auch 1.5.2) bezeichnen.

Hinweise auf diese assoziative Speicherung ergeben sich aus zwei Quellen, nämlich:
– Fehler beim spontanen Sprechen und
– überzufällig häufige Antworten bei psychologischen Assoziationsexperimenten.

1.6 Assoziative Beziehungen

Für die *assoziativen Beziehungen* im mentalen Lexikon gilt, daß sie *nicht notwendigerweise* nur über *semantische* Merkmale vermittelt sind (vgl. hierzu etwa „Krieg – Tod"/„Wahrheit – Schönheit", Levelt 1989, S. 184). Assoziative Beziehungen können äußerst komplex sein. Es ist zu vermuten, daß ein Teil dieser Beziehungen durch häufigen Gebrauch entstanden ist.

Typisch für Assoziationen ist, daß ein *hoher Prozentsatz* von Sprechern auf einen vorgegebenen Stimulus mit *gleichen Antworten* reagiert.

Zur Illustration ein kleines Gedankenexperiment.

Welches Wort fällt Ihnen als erstes ein bei: Rose/Vogel/Baby/Schwiegermutter/Krieg?

Die Antworten bei *Rose* könnten beispielsweise sein: „Dornen/Tulpe/Blume/Sommer/schön/Liebe/schenken" u. a. m. Bei diesen Antworten wird deutlich, daß unterschiedliche Reaktionen denkbar sind und daß zugleich auch sehr unterschiedliche semantische und syntaktische Aspekte eine Rolle spielen. Aber nur „Blume/Dornen/Tulpe" sind durch die Struktur unseres Sprachsystems vorgegeben.

Trotz dieser sehr unterschiedlichen Antworten ist etwas bei assoziativen Beziehungen auffällig: Häufig gehören die Reaktionen der gleichen syntaktischen Klasse an wie das Stimuluswort.

Es gibt jedoch hier auch eine gewisse Rangfolge: Substantive werden zu 79 % mit Substantiven beantwortet; Adjektive führen zu 65 % zu Adjektiven, und Verben werden zu 43 % mit Verben beantwortet (vgl. Miller 1992, S. 128).

Und noch etwas ist bemerkenswert: Zu Beginn der 60er Jahre wurde das Assoziationsverhalten von deutschen, französischen und englischen (amerikanischen) Sprechern verglichen. Hierbei stellte sich heraus, daß die *Reaktionsmuster* bei den *häufig-*

sten Reaktionen für alle drei Sprachen *konzeptuell gleich* waren. Allerdings war die *Variabilität* der Antworten *bei* den *verschiedenen Sprachgruppen unterschiedlich* hoch. D.h., auf einen identischen Stimulus wie z.B. „Rose" reagierten amerikanische Versuchspersonen mit weniger unterschiedlichen Antworten als beispielsweise französische oder deutsche Sprecher.

Da jedoch die häufigsten Reaktionen ein konzeptuell gleiches Muster aufwiesen, deutet das Ergebnis auf eine sprachübergreifende Gemeinsamkeit assoziativer Strukturen bei vergleichbaren Kulturkreisen hin.

Noch ein weiteres Ergebnis verdient Beachtung: Beim Vergleich von Assoziationsexperimenten der Jahre 1929 und 1952 fanden amerikanische Forscher heraus, daß die Variabilität der Reaktionen deutlich abnahm.

1929 variierte die Hälfte der amerikanischen Versuchspersonen zwischen drei verschiedenen Antworten, die übrigen Versuchspersonen reagierten mit anderen Wörtern.

1952 umfaßten die häufigsten Reaktionen etwa zwei Drittel aller Antworten. D.h., es gab weniger individuelle Antworten. Zwar wurde dieses Ergebnis an amerikanischen Sprechern erzielt, wir können jedoch ähnliche Verhältnisse für europäische Sprecher annehmen.

Diese Veränderung sprachlicher Reaktionsmuster in einem derart kurzen Zeitraum gibt einen deutlichen Hinweis darauf, daß die Ordnung nach *sprachlich-strukturellen* Prinzipien und die Ordnung nach *assoziativen* Beziehungen bei der Organisation des mentalen Lexikons einen unterschiedlichen Stellenwert besitzen.

Im folgenden werden wir hauptsächlich die sprachlich-strukturell vorgegebene Ordnung berücksichtigen.

Diese Entscheidung hat einen triftigen Grund: Entgegen der häufigen Annahme, daß Paraphasien primär assoziative Beziehungen zum gewünschten Zielwort aufweisen, konnte Stachowiak schon 1979 zeigen, daß *sprachlich-strukturelle* Aspekte bei der Entstehung von Paraphasien vorherrschen.

2 Modelle von Verarbeitungsprozessen

2.1 Aktivierung des mentalen Lexikons in unterschiedlichen Modalitäten

Nachdem wir im ersten Kapitel ausführlich über die Ordnung in unserem mentalen Lexikon gesprochen haben, sollten wir uns nun mit folgenden Fragen beschäftigen:
– Auf *welchen Wegen* ist dieses Lexikon überhaupt zugänglich?
– *Wie* wird dieses Lexikon benutzt oder besser gesagt *aktiviert*?
Bei der Beantwortung dieser Fragen ist es wichtig, den Ausdruck „Lexikon" angemessen zu verstehen.

Dieser Terminus hat im alltäglichen Sprachgebrauch eine andere Bedeutung als in der psycholinguistischen Forschung. Im Alltagsverständnis wird „Lexikon" mit „Wörterbuch" gleichgesetzt.

In einem Lexikon – wie z. B. dem Duden – kann man Wörter nachschlagen, sofern man das Ordnungsprinzip verstanden hat.

Das *mentale* Lexikon läßt sich jedoch nicht so einfach aufblättern wie das Duden-Lexikon.

Erst eine *Reihe von Schritten* (oder *Prozessen*) führt zu dem gesuchten Eintrag.

Wie diese Schritte aussehen, wird in verschiedenen Modellen unterschiedlich dargestellt.

Als Fazit können wir daher zunächst feststellen:

Das „Lexikon im Kopf" hat einen anderen Status als die gedruckten Lexika.

Im folgenden wird es nur noch um das „Lexikon im Kopf" und seine Aktivierung gehen.

Bevor die verschiedenen Schritte analysiert werden können, sollten wir uns fragen: Bei welchen sprachlichen *Aufgaben* muß das *interne Lexikon aktiviert* werden?

Hier wird jeder spontan antworten: *bei allen Aufgaben, die Wörter implizieren*.

Da auch Sätze aus Wörtern bestehen, sei hier noch einmal darauf hingewiesen, daß es im folgenden nur *um die Verarbeitung isolierter Wörter* geht.

Und noch etwas ist wichtig: In diesem Kapitel soll nur von Wörtern die Rede sein, die aus *einem einzigen Morphem* bestehen. Diese Wörter können einsilbig oder mehrsilbig sein wie z. B. *Haus, Tasche, Banane, Margarine*. Erst im nächsten Kapitel werden wir uns auch mit Flexionen, Ableitungen und Zusammensetzungen beschäftigen.

Die Verarbeitung von Wörtern geschieht sowohl rezeptiv als auch produktiv.

D. h., daß das mentale Lexikon sowohl beim *Verstehen* als auch beim *Produzieren* von Wörtern eine Rolle spielt.

Und auch beim *Lesen* und *Schreiben* von Wörtern ist das mentale Lexikon beteiligt.

Verstehen/Sprechen/Lesen und Schreiben betreffen sehr unterschiedliche Formen der Sprachverarbeitung.

Daher ist es notwendig, die verschiedenen Modalitäten beim Zugang zum mentalen Lexikon gesondert zu analysieren.

Für die weitere Diskussion soll noch einmal daran erinnert werden, daß *Wörter* (*nicht Lexikoneinträge*, s. Kap. 1) aus Laut- oder Buchstabenfolgen bestehen, die mit einer Bedeutung (oder mit einer grammatischen Funktion) verbunden sind.

Aber jeder von uns hat schon einmal erlebt, daß Lautfolgen/Buchstabenfolgen gehört oder gelesen werden, die zunächst mit *keiner* Bedeutung verbunden werden konnten.

Beispiel: Meine Katze frißt nur *Kitekat.*

Oder:

Die Heimat der *Ongongollogos* ist Afrika.

Im ersten Beispiel steht ein Produktname, der künstlich geschaffen wurde. Als dieser Name neu war, haben wir ihn nur als bedeutungslose Lautfolge nachgesprochen oder als ebenso bedeutungslose Buchstabenfolge gelesen. Der Zusammenhang hat jedoch verdeutlicht, daß es sich um einen neuen Namen für Katzenfutter handelt. Nun ist jedem Fernsehzuschauer dieser Name vertraut.

Das zweite Beispiel ist verzwickter!

Diese Laut- oder Buchstabenfolge haben Sie heute zum ersten Mal gesehen – oder, wenn jemand den Satz vorgelesen hätte – zum ersten Mal gehört.

In einem Eigenversuch – oder mit Bekannten – ist sehr leicht festzustellen, daß diese Laut-/Buchstabenfolge sowohl nachgesprochen als auch vorgelesen werden kann, *obwohl* hierfür *kein Lexikoneintrag* existiert.

Darüber hinaus ist auch feststellbar, daß beim Vorlesen der unbekannten Buchstabenfolgen *Regeln* beachtet werden, die mit den im Deutschen üblichen Graphem-Phonem-Korrespondenz-Regeln exakt vereinbar sind.

D. h. bei der Beschreibung der Wortverarbeitung müssen wir berücksichtigen, daß wir relativ problemlos auch mit *neuen* oder *unbekannten* Wörtern umgehen können.

Wie dies geschieht, wird weiter unten noch ausführlich beschrieben. Zunächst werden wir uns jedoch mit dem Abruf vertrauter Wörter in unterschiedlichen Verarbeitungsmodalitäten beschäftigen. In einem ersten Schritt soll das Benennen von Bildern/Gegenständen untersucht werden.

2.1.1 Benennen von Bildern oder Gegenständen

Jeder Therapeut erlebt in Test- oder Übungssituationen bei der Vorlage von Bildern oder Gegenständen die manchmal verzweifelte Reaktion: *Das kenne ich/Ich weiß, was das ist!* Und Ergotherapeuten bestätigen, daß Aphasiepatienten mit sehr schweren Störungen in der Sprachproduktion/(Sprachrezeption) auch recht komplizierte Haushaltgeräte korrekt gebrauchen. Dieser zunächst unbedeutende *Unterschied* zwischen korrektem *Erkennen und Gebrauchen eines Gegenstandes* und dem *Benennen* ist theoretisch höchst bedeutsam, da hierbei unterschiedliche *Verarbeitungsstufen von Informationen* demonstriert werden können.

Wie wird ein Gegenstand/Bild benannt?

Beim „Benennen" lassen sich folgende nonverbale und verbale Schritte unterscheiden:

– *Der Gegenstand wird wahrgenommen.*

Schon hier können Schwierigkeiten auftauchen, die *nicht* auf mangelnder Sehschärfe oder schlechter Beleuchtung beruhen. Abgesehen von der Halbseitenblindheit (Hemianopsie) kann auch ein Neglect (Nichtbeachten eines Sinnesreizes) bestehen.

– *Der Gegenstand wird unabhängig von seiner Perspektive als Exemplar einer bestimmten Kategorie erkannt.*

Auf dieser Stufe werden z. B. Eßtische, Nierentische, Couchtische, runde oder vierekkige Tische in sehr unterschiedlicher Ausprägung als *verschiedene Arten von Tisch erkannt* und *eingeordnet*. Liegt hier eine Störung vor, kann kein einheitliches Konzept entwickelt werden.

Was bedeutet dies für die Sprachverarbeitung?

Da der Patient die Objekte *nicht erkennt* oder *verkennt* (z. B. bei einer visuellen Agnosie), werden zu wenig oder falsche Informationen an das zentrale Sprachverarbeitungssystem weitergegeben. Es muß daher zwangsläufig zu falschen Antworten kommen.

Um abzuklären, ob Fehlbenennungen tatsächlich nur auf visuellen Verarbeitungsstörungen beruhen, sollen Zusatzuntersuchungen durchgeführt werden.

So z. B. Benennen von Objekten nach Berührung oder nach verbaler Beschreibung.

In der folgenden Diskussion werden Störungen der visuellen Verarbeitung von realen Objekten oder Abbildungen nicht weiter berücksichtigt.

Ferner werden wir auch nicht mehr darauf eingehen, daß ein Gegenstand korrekt erkannt, aber wegen einer Apraxie (hier: motorische Planungsstörung) nicht korrekt gebraucht werden kann.

Für die weitere Analyse können wir folgende Schritte annehmen:

– *Es wird ein – im weitesten Sinne – vorsprachliches Konzept entwickelt.*

Ob Störungen auf dieser Stufe auch bei Patienten mit Aphasie zu finden sind, läßt sich durch Aufgaben zum semantischen Sortieren (Schmidt-Heikenfeld 1987) oder durch andere bildliche Zuordnungsaufgaben (Howard u. Patterson 1992) untersuchen.

– *Dieses (vorsprachliche) Konzept veranlaßt die Aktivierung semantischer Merkmale in unserem mentalen Lexikon.*

Hier sei noch einmal daran erinnert, daß *semantische Merkmale keine Wörter sind.*

Beispiel: Zielwort „Pferd"/Stimulus: Gegenstandsbild.

Bei diesem Beispiel müssen zumindest folgende semantische Merkmale aktiviert werden:

„belebt/Tier/Säugetier/Haustier/zum Reiten oder Arbeiten geeignet".

Um eine korrekte Aktivierung *aller* semantischen Merkmale für unser Beispiel zu erreichen, muß spezifiziert werden, daß die unterschiedlichen Farben hier eine Rolle spielen wie beispielsweise: Schimmel/Rappe/Fuchs/Apfelschimmel usw.

Das Beispiel zeigt jedoch noch zusätzlich, daß auch Alter, Geschlecht und Zustand des Objektes sowie die Situation, in der dieses Objekt benannt werden soll, die Wahl eines entsprechenden Wortes beeinflussen.

Beispiel: Fohlen/Hengst/Stute/Klepper/Mähre/Ackergaul usw.

An diesem Beispiel wird auch deutlich, daß *Benennen* ein komplexer Prozeß ist, der auf jeder Stufe in charakteristischer Weise gestört sein kann.

Nehmen wir nun einmal für unser Beispiel an, daß alle semantischen Merkmale korrekt aktiviert wurden.

Dann erfolgt der nächste Schritt.:

– *Die semantischen Informationen werden weitergegeben und lösen auf der nächsten Verarbeitungsstufe eine Aktivierung formaler Merkmale des zu suchenden Wortes aus.*

Auch die *formalen Merkmale* sind noch keine Wörter im alltagssprachlichen Verständnis.

Es handelt sich hierbei zunächst um sehr abstrakte Einheiten, die erst bei der weiteren Verarbeitung immer konkreter werden. In welchen Stufen diese Aktivierung abläuft, können wir an unseren eigenen Wortfindungsproblemen ablesen.

Zwar wird das Problem des gestörten Wortabrufs in jeder Modalität erst im nächsten Kapitel ausführlich behandelt, aber zum besseren Verständnis der formalen Verarbeitungsstufe müssen wir hier einen Vorgriff machen.

Die Schritte, die zur Aktivierung formaler Aspekte von Wörtern führen, lassen sich in einem kleinen Experiment gut demonstrieren.

Bitte erinnern Sie sich an eine Situation, in der Sie einen Gegenstand (oder Begriff) nicht sofort benennen konnten. Ein häufiger Kommentar in dieser Situation ist: „Es liegt mir auf der Zunge, aber ich komme nicht drauf."

Diese Erfahrung ist unabhängig von der benützten Sprache. Die Redewendung „Es liegt mir auf der Zunge" wird daher international mit einer englischen Abkürzung als TOT(„Tip of the tongue")-Phänomen bezeichnet.

Für unsere weitere Diskussion ist bei diesem TOT-Phänomen folgendes bedeutsam:

Obwohl das Wort nicht gefunden wird, kann der Sprecher häufig Angaben über Wortlänge oder Betonung machen. Manchmal ist auch zusätzlich das Initial bekannt.

An diesem Phänomen wird deutlich:

– *Auch die Aktivierung der Wortformen geschieht in Schritten.*

Es wird eine sehr abstrakte (phonologische) Form angesteuert („adressiert"), welche Länge, Silbenstruktur und Betonungsverhältnisse des gesuchten Wortes umfaßt. Zum anderen wird eine segmentale phonologische Struktur aktiviert. Beide müssen integriert werden (vgl. z. B. die Diskussion in Butterworth 1992; Levelt 1989).

Bei diesen Schritten ist zu beachten, daß jede Sprache Regeln besitzt, die vorschreiben, welche Phoneme miteinander kombinierbar sind. Ferner gibt es Regeln, die die Position bestimmter Phoneme in einer Silbe festlegen (oder auch verbieten).

Nach der Aktivierung der phonologischen Repräsentation können die artikulatorischen Bewegungen geplant werden (vgl. z. B. Ziegler 1989, 1991).

Dies ist eine wichtige Schnittstelle, da hier motorische Probleme beim Wortabruf entstehen können. Solche Probleme sieht man bei der Sprechapraxie, aber auch bei der Dysarthrie.

Für die weitere Diskussion werden wir sprechmotorische Probleme ausklammern.

Die hier beschriebenen Schritte lassen sich schematisch wie in Abb. 2.**1** (s. S. 18) darstellen:

Auf folgende Aspekte dieses einfachen Schemas soll hier besonders hingewiesen werden:

– Die Reihenfolge der Schritte ist festgelegt.
– Der Ausdruck „Aktivierung" verweist auf einen Prozeß, der erst dann abgeschlossen ist, wenn eine bestimmte Schwelle erreicht (oder überschritten) wurde (vgl. hierzu die Diskussion in 2.2).
– Findet keine ausreichende Aktivierung statt, kann auch keine Information zur nächsten Verarbeitungsstufe weitergegeben werden. Der Verarbeitungsprozeß kommt daher zum Erliegen.

Störungen im Verarbeitungsprozeß können aber auch noch andere Ursachen haben

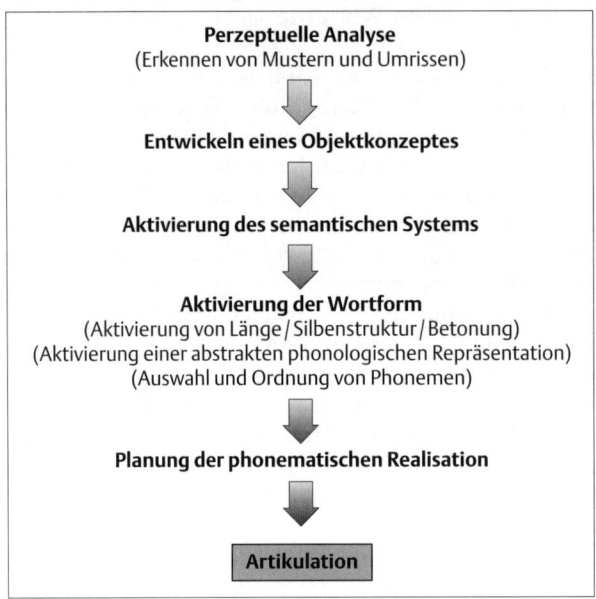

Abb. 2.**1**   Das Benennen von Objekten/Gegenstandsbildern (in Anlehnung an Lesser 1989).

und infolgedessen zu unterschiedlichen Fehlern führen. Dies wird im folgenden Kapitel ausführlich besprochen.

Zuvor ist jedoch zu fragen, ob die Verarbeitungsschritte in anderen Modalitäten in vergleichbarer Weise erfolgen.

Wenn dies der Fall ist, kann ein einziges Modell die Sprachverarbeitung in den verschiedenen Modalitäten darstellen.

Um diese Frage zu klären, werden wir uns im folgenden mit den notwendigen Verarbeitungsschritten bei gehörten bzw. gelesenen Wörtern beschäftigen.

Da das Lesen ebenso wie das Benennen von Bildern eine visuelle Analyse verlangt, wird als nächstes der Leseprozeß besprochen.

2.1.2 Lesen von Wörtern und Pseudowörtern

Auch hier ist eine Reihe von Schritten zu vollziehen, die vom Sehen/Analysieren/Einordnen/Verstehen zum Aussprechen führen. Diese Schritte lassen sich folgendermaßen beschreiben:
– *Visuell vorgegebene Zeichen werden als sprachlich/nichtsprachlich identifiziert.*
Nach einem Zwischenschritt, der uns erst später beschäftigen soll, wird beim unbeeinträchtigten Lesen
– *die Zeichenfolge als Wort erkannt.*
Ein Wort erkennen heißt jedoch nicht, daß auch die Bedeutung schon korrekt aktiviert wurde.

Alltägliche Beispiele begegnen uns in Zeitungen oder vielleicht auch bei diesen Wörtern: Kandare – Kalamität – Fenek – Kolumne – Wombat – marginal u. a. m. Um Zeichenfolgen, die als Wort erkannt wurden, auch eine Bedeutung zuzuordnen, wird – *das semantische System aktiviert.*
Bei unbeeinträchtigtem Lesen sind diese Prozesse derart schnell, daß sie nicht als verschiedene Schritte wahrgenommen werden. Daß es sich hier jedoch tatsächlich um unterscheidbare Verarbeitungsstufen handelt, kann sowohl anhand von Worterkennungsexperimenten als auch anhand von sehr unterschiedlichen Lesestörungen gezeigt werden.

Die Schritte, welche bisher analysiert wurden, ermöglichen das stille, verstehende Lesen.

Und wie geht es weiter beim lauten Lesen?

Vorausgesetzt, der Leser hat die Bedeutung des geschriebenen Wortes erkannt, so wird die Aktivierung der semantischen Merkmale weitergegeben – und ab hier ist uns der nachfolgende Prozeß schon bekannt, da er genau so verläuft wie das Benennen!
– *Nach Durchlaufen der semantischen Verarbeitung werden die formalen Merkmale der Wörter schrittweise aktiviert.*
Anschließend erfolgt die motorische Umsetzung. Spätestens hier werden viele mit Recht einwenden, daß weder ihre eigenen Erfahrungen noch die Erfahrungen mit Patienten dieser Beschreibung entsprechen.

Ein solcher Einwand verweist darauf, daß noch andere Wege in der visuellen Verarbeitung von Wörtern existieren.

Anhand von Experimenten bzw. anhand von Falldarstellungen konnte tatsächlich nachgewiesen werden, daß noch *weitere Wege* zur Verarbeitung gesehener Wörter vorhanden sein müssen (vgl. R. de Bleser 1991 und E. de Langen 1988, als Einführung). Zur Illustration folgende Beispiele:

Beispiel 1: Das gesehene (gelesene) Wort wird *ganzheitlich ohne Aktivierung der Semantik ausgesprochen.*

Dieser Prozeß kommt auch im Alltag vermutlich häufiger vor. Ein Sonderfall sind hierbei geläufige Produkt- oder Eigennamen. Sie besitzen (zunächst einmal?) keine semantische Zuordnung. Nach einem Lernprozeß können diese Wörter ganzheitlich verarbeitet werden.

Es gibt jedoch noch eine weitere Lesestrategie.

Diese Strategie wird dann erforderlich, wenn ein Wort nicht als Ganzes erkannt wurde oder wenn es sich um ein gänzlich unbekanntes Wort handelt:

Hier *müssen* wir zergliedern, wobei meist Buchstabengruppen, die Silben entsprechen könnten, als Untereinheiten verarbeitet werden. Und vermutlich in Analogie zu bekannten Wörtern werden auch Betonungen aktiviert.

Eine derartige Lesestrategie kann sogar dahin führen, daß manchmal relativ „leichte", aber lange Wörter als Neologismen vorgelesen werden.

Diesem Lesefehler begegnen wir in der Aphasietherapie relativ häufig.

Beispiel 2: /stocken/ – /te:/ – /ner/ – /pe:l/

Vermutlich wird es kaum Schwierigkeiten bereiten, das Originalwort zu rekonstruieren ... Oder?

Diese drei Lesewege lassen sich auch in einer Graphik recht übersichtlich darstellen.

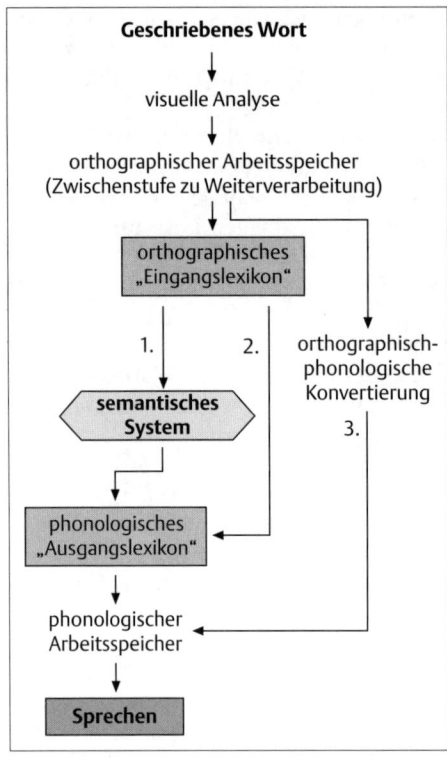

Abb. 2.**2** Der Leseprozeß (vom Sehen bis zum Aussprechen eines Wortes).

Die in der Graphik numerierten Routen sollen hier noch einmal kurz umrissen werden:

Route 1:
- Ein geschriebenes Wort wird nach Durchlaufen mehrerer Analyseschritte *als Wort erkannt*,
- es wird die *Bedeutung* des gesehenen Wortes *aktiviert*,
- die *Wortform* wird *aktiviert* und nach Durchlaufen mehrerer Schritte, die automatisch folgen (sollten), wird das Wort korrekt ausgesprochen.

Route 2:
- Ein geschriebenes Wort wird (s. o.) *als Wort erkannt*
- *ohne Beteiligung der Semantik* wird die *Wortform* aktiviert und nach Durchlaufen automatisierter Schritte (s. o.) ausgesprochen.

Route 3:
- Ein geschriebenes Wort (oder auch Pseudowort) wird **nicht** *als Wort erkannt*,
- es muß zergliedert werden (in Silben oder andere aussprechbare Lautfolgen),
- den Graphemen/Graphemfolgen müssen Phoneme oder Phonemfolgen zugeordnet werden, und zwar anhand sogenannter „Korrespondenzregeln",
- nach der Graphem-Phonem-Umwandlung („Konvertierung") wird der Befehl zum Aussprechen gegeben.

Ohne weitere Einführung wurde auch noch ein zusätzlicher Zwischenschritt aufgenommen, nämlich der sogenannte Arbeitsspeicher. Der Arbeitsspeicher (engl. „buffer") ist eine Art „Kurzzeitgedächtnis". Er erlaubt eine kurzzeitige Speicherung von sprachlichem/nichtsprachlichem Material, das weiter verarbeitet werden soll. Seine Kapazität bestimmt z. B., wieviel sprachliches Material gleichzeitig verarbeitet werden kann. Dies gilt sowohl für den „Input" (Eingabe) als auch für den „Output" (Ausgabe/Produktion).

Schon die Beschreibung ungestörter Leserouten läßt ahnen, daß eine scheinbar so einheitliche Leistung wie das Lesen eines einzelnen Wortes ein äußerst komplexer Vorgang ist, der nur anhand von speziellem Material genau analysiert werden kann.

Und zusätzlich wird auch schon deutlich, daß sich sehr vertraute Lesestörungen anhand dieses einfachen Routenmodells gut interpretieren lassen (s. Kap. 3).

Als nächstes ist nun zu fragen, wie das auditive Sprachverständnis und das Schreiben in vergleichbarer Weise untersucht und dargestellt werden können.

Auch wenn Lesen und Schreiben im Alltagsverständnis als zwei Seiten einer Medaille gelten, ergibt die Analyse beider Fertigkeiten sehr unterschiedliche Verarbeitungsprozesse.

Da „Schreiben" auch Diktatschreiben umfaßt – d. h. die Verarbeitung eines auditiven Stimulus –, werden die Schritte der auditiven Verarbeitung als nächstes dargestellt.

2.1.3 Verstehen gesprochener Wörter/Erkennen von Pseudowörtern

In Analogie zu den schon dargestellten Verarbeitungsprozessen visueller Stimuli ist zunächst eine modalitätsspezifische
– *Analyse des auditiven Stimulus* erforderlich.
Selbst wenn auf dieser Stufe die Unterscheidung verbaler und nonverbaler Stimuli gelingt, kann die auditive Verarbeitung sprachlicher Stimuli durch eine Schwerhörigkeit in typischer Weise beeinträchtigt werden.

Dieser sehr banale Hinweis soll verdeutlichen, daß bei Sprachverständnisstörungen *alle* Verarbeitungsstufen systematisch überprüft werden müssen.

Setzen wir einmal voraus, daß das Hören intakt ist. So erfolgt auf einer weiteren Verarbeitungsstufe die
– *Unterscheidung von Phonemen.*
Dieser Schritt ist bedeutsam, da schon die Veränderung eines einzigen Merkmales (z. B. stimmhaft – stimmlos) zu Bedeutungsveränderungen von Wörtern führen kann (Gasse – Kasse/Teller – Keller/Mappe – Pappe).

Da in den klassischen Untersuchungen zur Phonemdiskrimination überwiegend mit realen Wörtern gearbeitet wurde, konnten diese und die nächste Verarbeitungsstufe nicht immer sauber voneinander unterschieden werden. Erst die Phonemdiskriminierung anhand von Pseudowörtern erlaubt genauere Aussagen (vgl. auch Franklin 1989). Setzen wir einmal voraus, daß Phoneme korrekt unterschieden werden, so muß in der nächsten Verarbeitungsstufe
– die *Phonemfolge als Wort erkannt* werden.

Das bedeutet:

Ein Hörer kann auditiv entscheiden, ob eine vorgesprochene Phonemfolge ein Wort ist oder nicht.

Wenn die Entscheidung korrekt ist, sagt dies noch nichts darüber aus, ob auch die *Bedeutung* des gehörten Wortes erkannt wurde. Also muß in einem weiteren Schritt – das *semantische System aktiviert* werden.

Erst nach diesem Schritt ist das gehörte Wort verstanden worden. Erinnern Sie sich?

Das gleiche Phänomen ist uns auch schon beim Lesen begegnet. Auch beim Lesen gab es eine Stufe, auf der Wörter erkannt wurden, ohne daß die Bedeutung aktiviert war.

Wir können daher festhalten, daß bei *rezeptiven* Sprachprozessen *formale* Aspekte von Wörtern *vor* der Aktivierung der *Bedeutung* verarbeitet werden.

Die einzelnen Schritte lassen sich schematisch wie folgt darstellen:

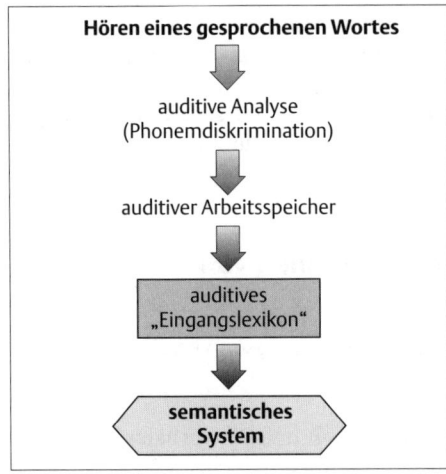

Abb. 2.**3**   Verstehen gesprochener Wörter.

In Analogie zum Lesen haben wir auch beim Verstehen einen Arbeitsspeicher eingeführt. Zur Erinnerung: Die Kapazität dieses Arbeitsspeichers bestimmt, wieviel an Information überhaupt verarbeitet werden kann. Für das Verstehen gesprochener Wörter bedeutet dies u. U., daß die Wortlänge eine wichtige Variable darstellt.

Ebenfalls in Analogie zum Lesen wird diejenige Stufe, auf der *Wörter als Wörter erkannt* werden, als „auditives *Eingangslexikon*" bezeichnet.

Sowohl das orthographische als auch das auditive Eingangslexikon enthalten *nur* die *formalen Aspekte von Wörtern*.

„Verstehen" in dem Sinn, daß einer Lautform eine Bedeutung zugeordnet wird, kann logischerweise nur bei bedeutungstragenden Wörtern erfolgen.

Und was geschieht, wenn uns der Name einer neuen Kollegin genannt, von der Nachbarin ein neues Putzmittel empfohlen wird? Hier gibt es keine Zuordnung von Lautform und Semantik. Und was passiert, wenn wir ein Wort hören, das so selten ist, daß wir uns nur daran erinnern können, diesem Wort schon einmal begegnet zu sein?

Namen, unbekannte Wörter oder auch Pseudowörter müssen daher ohne Beteiligung des semantischen Systems weiter verarbeitet werden.

Wie dies geschieht, soll am Beispiel des Nachsprechens veranschaulicht werden.

2.1.4 Nachsprechen von Wörtern/Pseudowörtern

Beispiel 1: „Allmende", „Schaluppe", „marginal", „bramabasieren", „Fuchtel"

Diese Wörter sind Ihnen vielleicht schon einmal begegnet, bzw. Sie sind sicher, daß es sich um echte Wörter handelt. Und selbstverständlich können Sie die Wörter (lesen und) nachsprechen, ohne sie ausbuchstabieren zu müssen und ohne die Bedeutung zu kennen.

Beispiel 2: /Lerg/ /Ripfel/ /Kasen/ /Misot/

Ohne Zweifel können Sie auch diese Pseudowörter (lesen und) nachsprechen.

Die beiden Beispiele zeigen, daß es offensichtlich wie beim Lesen mehrere Routen gibt, die für das Nachsprechen zur Verfügung stehen.

Die folgende Graphik soll dies verdeutlichen.

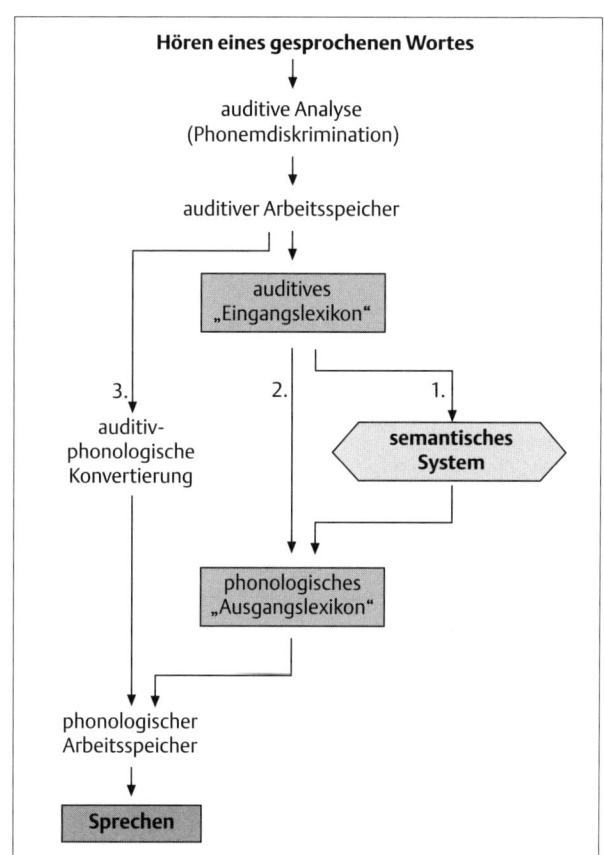

Abb. 2.**4**   Nachsprechen von Wörtern.

Analog zum Leseprozeß kann man auch beim Nachsprechen drei Routen annehmen:

Route 1:

– Ein gehörtes Wort wird nach Durchlaufen mehrerer Analyseschritte *als Wort erkannt.*

– Es wird die *Bedeutung* des gehörten Wortes *aktiviert*.
– Anschließend werden im *phonologischen Ausgangslexikon* formale Aspekte des gehörten Wortes aktiviert. Dieser Prozeß ist mit der Selektion und Ordnung von Phonemen abgeschlossen.
– Nach Durchlaufen des phonologischen Arbeitsspeichers wird der Befehl zum Aussprechen gegeben.

Route 2:
– Ein gehörtes Wort wird nach Durchlaufen mehrerer Analyseschritte *als Wort erkannt*,
– *ohne Beteiligung der Semantik* wird die *Wortform aktiviert* (einschließlich weiterer Prozesse auf dieser Stufe) und
– nach Durchlaufen des phonologischen Arbeitsspeichers erfolgt der Befehl zum Aussprechen.

Route 3:
– Eine gehörte Lautfolge wird *nicht als Wort erkannt* (weil es das Wort nicht gibt oder aber weil hier eine Störung vorliegt),
– *eine Wortform kann nicht aktiviert werden*,
– daher wird die *gehörte Lautfolge unmittelbar* in eine *gesprochene Lautfolge transformiert*
– und ausgesprochen.

Bevor wir alle besprochenen Routen in einem einzigen Modell darstellen, soll noch eine weitere Modalität, nämlich das Schreiben, behandelt werden.

2.1.5 Schreiben von Wörtern

Unter dem Sammelbegriff „Schreiben" werden sehr vielseitige Verarbeitungsprozesse zusammengefaßt, nämlich: Diktatschreiben, Abschreiben und Spontanschreiben.

Die bisherige Darstellung läßt erwarten, daß auch beim Schreiben verschiedene Routen zur Verfügung stehen.

Zunächst fällt jedoch bei der Auflistung von Schreibprozessen auf, daß unterschiedliche Modalitäten als Eingabe („Input") möglich sind:
– auditive Verarbeitung beim Diktatschreiben,
– visuelle Verarbeitung beim Abschreiben,
– semantische Quelle beim Spontanschreiben/schriftlichen Benennen.

Wir werden daher die Verarbeitungsprozesse in den einzelnen Modalitäten gesondert untersuchen.

Ein weiteres Problem, das beim Schreiben zu beachten ist, betrifft die *Ortografi*. Nur das orthographische Wissen erlaubt uns z. B. zwischen gleichklingenden Wörtern wie „mehr/Meer"", „Waise/Weise", „rein"/„Rain"/„Rhein" zu unterscheiden.

Und nur das orthographische Wissen entscheidet über phonologisch plausible, aber falsche *Alternatiewen*: wie z. B. „Kwark", „Häkse", „Kohr", „Madscho" und „Garahsche". Dieses Wissen muß irgendwo gespeichert sein. In der Tat haben die Untersuchungen zu sehr unterschiedlichen Schreibstörungen ergeben, daß ein Speicher für orthographisches Wissen existiert. Dieser Speicher wird als „orthographisches Ausgangslexikon" bezeichnet.

Welche Verarbeitungswege für die einzelnen Modalitäten zur Verfügung stehen, zeigen die folgenden Diagramme:

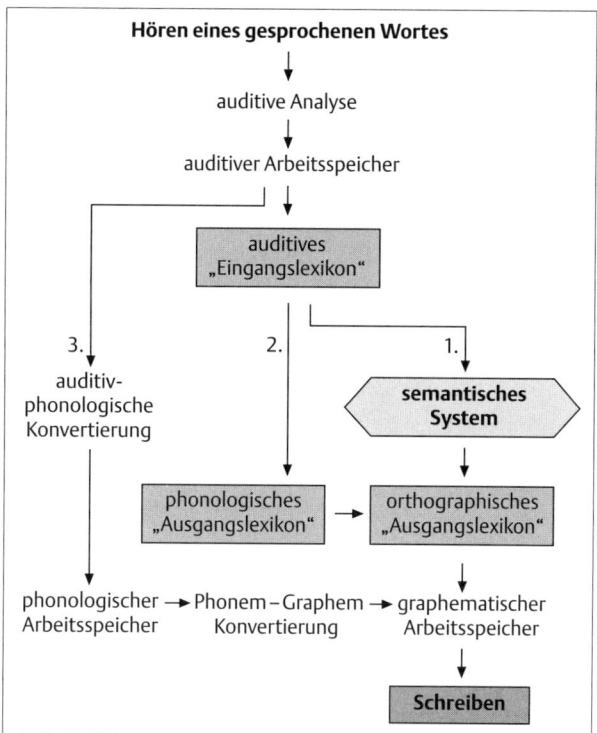

Hören eines gesprochenen Wortes

↓

auditive Analyse

↓

auditiver Arbeitsspeicher

auditives „Eingangslexikon"

3. auditiv-phonologische Konvertierung

2.

1.

semantisches System

phonologisches „Ausgangslexikon" → orthographisches „Ausgangslexikon"

phonologischer Arbeitsspeicher → Phonem – Graphem Konvertierung → graphematischer Arbeitsspeicher

↓

Schreiben

Abb. 2.**5** Schreiben von Wörtern auf Diktat.

Als erstes sollen die möglichen Routen beim Diktatschreiben dargestellt werden. *In Analogie zum* Nachsprechen kommen für das Diktatschreiben drei Wege in Frage:

1. Ein gehörtes Wort wird als Wort erkannt und verstanden.
– Das „orthographische Ausgangslexikon", welches die *Schreibweise von Wörtern* enthält, wird aktiviert.
– Nach Durchlaufen mehrerer Schritte, die die Graphemauswahl betreffen, kann das gehörte Wort geschrieben werden.
2. Ein gehörtes Wort wird als Wort erkannt und sofort an das „phonologische Ausgangslexikon" weitergegeben.
Hierbei wird das semantische System umgangen.
– Im „phonologischen Ausgangslexikon" wird die entsprechende Form aktiviert. Die Aktivierung wird an das „orthographische Ausgangslexikon" weitergeleitet.
– Weitere Schritte sind in (1) beschrieben.
Beim Schreiben ohne Einschaltung der Semantik kann es zu Verwechslungen gleichklingender, aber semantisch verschiedener Wörter kommen.
3. Es wird „nach Gehör" eine auditiv wahrgenommene Lautkette in Grapheme „übersetzt".
Dies ist der einzig denkbare Weg, auf dem unbekannte oder Pseudowörter auf Diktat geschrieben werden können. Wenn dieser Weg allerdings zum Schreiben real existierender Wörter mit spezieller Orthographie verwendet wird, kommt es zu typischen

Rechtschreibefehlern. Typisch für diese Fehler ist jedoch auch, daß sie sich gut aussprechen lassen (s. die oben angeführten Beispiele).

Als nächstes soll kurz das *Abschreiben* behandelt werden. Abschreiben wird häufig in der Therapie verwendet, ohne daß die Komplexität dieses Prozesses realisiert wird.

Zwei Aspekte sind *nicht linguistisch* motiviert, nämlich visuelle Analysestörungen sowie konstruktive (bzw. apraktische) Störungen, welche die motorische Umsetzung betreffen.

Im klinischen Alltag sind beide Störungen häufig anzutreffen. Der rein linguistisch beschreibbare Prozeß verläuft auf unterschiedlichen Wegen.

Auch dies soll an einem Schaubild demonstriert werden.

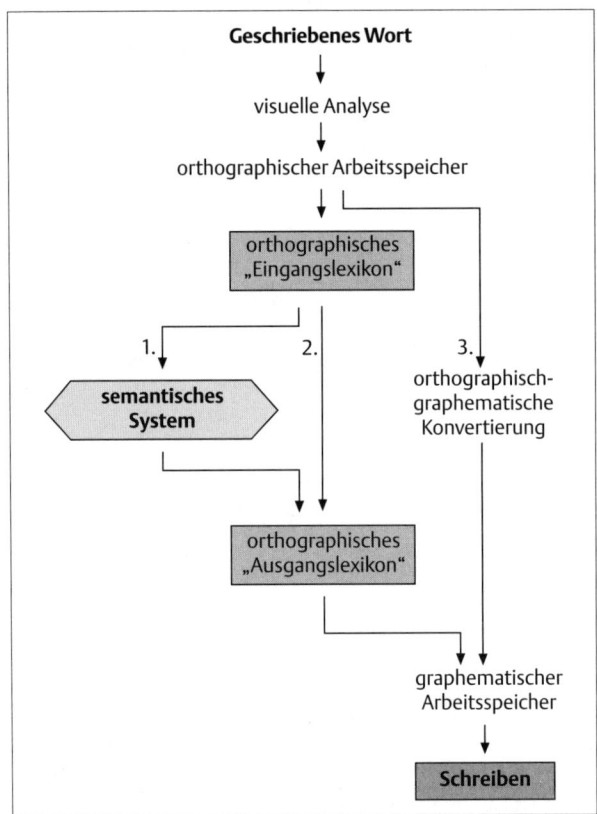

Abb. 2.**6**   Abschreiben von Wörtern.

Das Schaubild zeigt, daß auch für das Abschreiben mehrere Routen denkbar sind.

1. Ein Wort wird als Wort erkannt.
– Die Bedeutung wird aktiviert.
– Das orthographische Ausgangslexikon kann aktiviert werden. Das Wort kann ohne weitere Analyse – auch bei sogenanntem „verzögertem Abschreiben" – geschrieben werden.

2. Das Wort wird erkannt und kann ohne Beteiligung der semantischen Verarbeitung durch direkte Aktivierung des orthographischen Ausgangslexikons in Buchstabenfolgen umgesetzt werden.

Hier können allerdings Fehler auftauchen, die mit der Kapazität des Arbeitsspeichers zusammenhängen. Daher muß kontrolliert werden, ob Fehler beim Abschreiben mit der Wortlänge zunehmen.

Da Fehler beim Abschreiben auch durch fehlerhafte visuelle Analyse oder durch konstruktive Störungen entstehen können, sind entsprechende Zusatzuntersuchungen erforderlich. Abschreiben ist auch möglich, ohne daß ein Wort als Wort erkannt wird. Ein weiterer Weg ist daher denkbar.

3. Das Wort wird nicht erkannt.

– Die gesehene Buchstabenfolge wird in geschriebene Buchstaben transponiert.

Da hier ein *Umsetzen von Buchstaben* oder *Buchstabengruppen ohne Verstehen* erfolgt, treten gehäuft Fehler auf, die bei längeren Wörtern zunehmen.

Abschreiben ohne Semantik setzt eine Vielzahl von Analyseprozessen voraus, die auch beim Lesen eine Rolle spielen. Daher mache ich hier auf einen scheinbar „unpassenden" Artikel aufmerksam (Caramazza u. Hillis 1990).

In diesem Artikel sind die Stufen der visuellen Verarbeitung von Buchstaben detailliert beschrieben.

Noch einige Worte zum *schriftlichen Benennen*.

Wenn wir von der traditionellen Annahme ausgehen, daß beim Benennen das semantische System als erstes aktiviert werden muß, so sind beim schriftlichen Benennen zwei Routen vorstellbar:

Entweder folgt nach der Aktivierung des semantischen Systems

1. die Aktivierung des „phonologischen Ausgangslexikons" und die anschließende Aktivierung des „orthographischen Ausgangslexikons" oder des graphematischen Arbeitsspeichers mit den oben beschriebenen Folgeschritten.

Mit anderen Worten:

Der Gegenstand/das Bild wird laut oder leise zunächst mündlich benannt; anschließend erfolgt die Umsetzung in Schrift. Dieses Verfahren deutet auf mangelnde Schreibpraxis oder auf eine wie auch immer geartete Störung.

Oder es wird bei relativ großer Schreibpraxis ein anderer Weg denkbar; nämlich

2. unmittelbare Aktivierung des „orthographischen Ausgangslexikons".

D. h., die Lautform muß weder gesagt noch innerlich aktiviert werden. Die schriftliche Benennung erfolgt automatisch.

Diese beiden Wege werden hier nicht gesondert aufgeführt, da sie aus dem Schaubild *aller Routen* für *alle Modalitäten* unmittelbar ablesbar sind.

Da vom semantischen System aus sowohl das „phonologische Ausgangslexikon" als auch das „orthographische Ausgangslexikon" *unmittelbar* aktiviert werden können, ist theoretisch nicht nur denkbar, daß Unterschiede in den Leistungen beim mündlichen und schriftlichen Benennen vorkommen können, sondern auch, daß schriftliches Benennen besser als mündliches Benennen gelingt.

Diese theoretische Annahme konnte in einigen Fällen auch in der Praxis bestätigt werden (vgl. hierzu die Diskussion in Deloche u. Mitarb. 1993).

Alle bisher besprochenen Verarbeitungsprozesse können in einem einzigen Modell dargestellt werden.

2.2 Ein multimodales „serielles" Modell der Wortverarbeitung

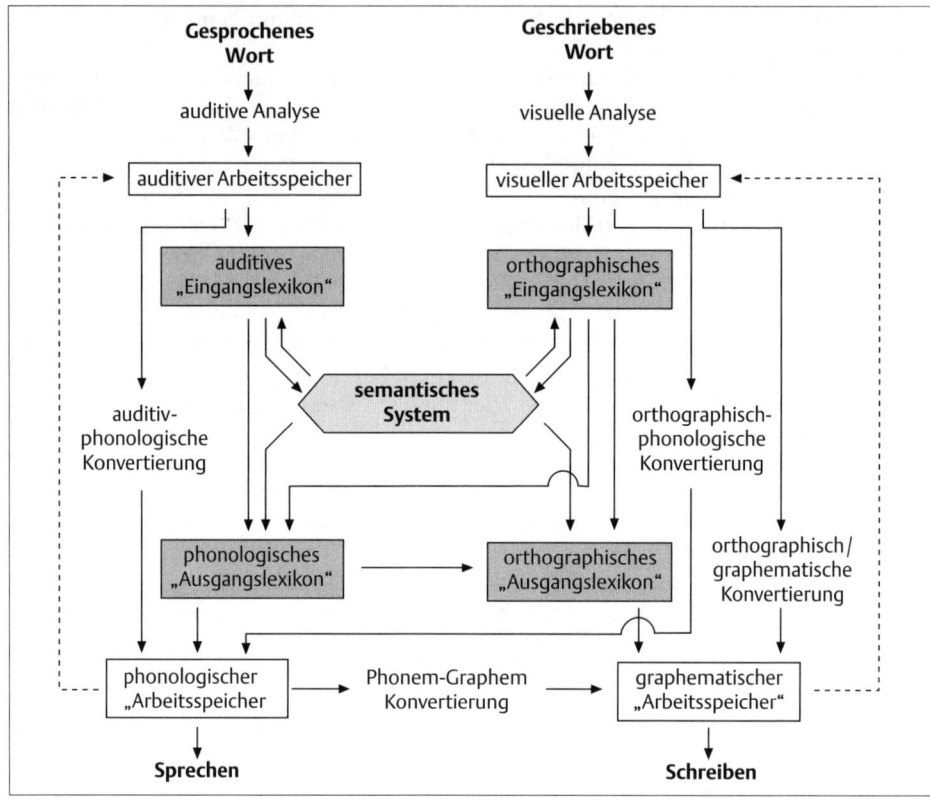

Abb. 2.**7**   Multimodale Wortverarbeitung.

Dieses Modell der Wortverarbeitung wurde adaptiert aus Howard u. Franklin (1988).

Vor der weiteren Diskussion soll noch darauf hingewiesen werden, daß es sich dabei um *eine* der verschiedenen Varianten des sog. *Logogen-Modells* handelt. Beim Vergleich der Modelle fällt auf, daß identische Speicher oder Verarbeitungsschritte z.T. unterschiedlich benannt werden (vgl. Lesser u. Milroy 1993; Patterson und Shewell 1987; Ellis u. Young 1991). Dies betrifft insbesondere die Schriftsprache. Werden im Verlauf dieses Buches unterschiedliche Bezeichnungen synonym verwendet, wird im Sachverzeichnis (s. Anhang) ausdrücklich darauf verwiesen.

Einige Anmerkungen zur Geschichte unseres Modells:

Erste Fassungen dieses Modells wurden Ende der 60er Jahre von Morton entwickelt (Für einen Überblick zur Entwicklung vgl. z. B. Morton 1980/1984 oder Morton u. Patterson 1980).

Das Kunstwort *Logogen* verwies ursprünglich auf eine funktionale Einheit der Wortverarbeitung, die sich aus charakteristischen Komponenten eines Wortes zusammensetzt.

Hierbei waren sowohl semantische als auch akustische, verbalgraphische und artikulatorische Aspekte einbezogen.

Aber schon 1980 wurden von Morton diese Teilkomponenten als gesonderte Verarbeitungsstufen, die unseren „Eingangs"-, „Ausgangslexika" entsprechen, beschrieben.

Bei Übernahme dieses Grundmodells durch andere Forscher wurden zwar Änderungen vorgenommen, aber grundlegende Annahmen zum Informationsfluß wurden beibehalten:

Informationen werden stufenweise („seriell") weitergegeben. Die Weitergabe erfolgt nur, wenn ein kritisches Aktivierungsniveau („Schwellenwert") erreicht ist.

Es gibt keine Überlappungen der einzelnen Stufen.

Auch in der ursprünglichen Fassung mußte eine bestimmte Aktivierungsschwelle erreicht sein, damit die nächste Verarbeitungsstufe aktiviert werden kann.

Dem ursprünglichen Konzept entspricht auch, daß die Aktivierungsschwelle je nach Gebrauchshäufigkeit oder Kontext wechselt.

Anhand dieses Konzepts läßt sich zwar gut nachvollziehen, daß die *Worthäufigkeit* einen Einfluß auf die Verfügbarkeit von Wörtern ausübt.

Es läßt sich jedoch nicht erklären, daß anscheinend auch eine nicht ausreichend spezifizierte Aktivierung einzelner Prozeßstufen zur Weitergabe von Information führen kann.

Gemeinsam ist *allen* sogenannten *seriellen Modellen*, die auf dem ursprünglichen Logogenmodell basieren:

Rückverbindungen zwischen einzelnen Verarbeitungsstufen sind *nur zwischen Eingangslexika* und *semantischem System* möglich. Ein Informationsrückfluß zwischen semantischem System und den korrespondierenden *Ausgangslexika* ist nicht vorgesehen. (Hier weicht die Graphik in Lesser u. Milroy 1993, S. 57, ab, da die Pfeilverbindungen beide Richtungen zeigen.)

2.2.1 Fragen zum Modell

Gibt es experimentelle Belege, welche die Annahme stützen, daß die *Einzelwortverarbeitung* bei der *Produktion* in seriellen Schritten ohne Rückverbindungen von Semantik und Phonologie geschieht?

In der Tat gibt es einen *experimentellen Beleg* dafür, daß Suchprozesse beim Wortabruf in einer bestimmten Reihenfolge ablaufen. Da dieses Experiment jedoch äußerst komplex ist, kann hier keine vereinfachte Darstellung gegeben werden. Der Leser sei daher auf die Originalarbeit (Levelt u. Mitarb. 1991) oder die Diskussion in Nikkels 1997, S. 33 ff. verwiesen.

Einen Beleg dafür, daß der Wortabruf in Stufen verläuft, ergeben auch andere Untersuchungen bei Gesunden und bei Aphasiepatienten. So konnte z. B. gezeigt werden, daß in dem sogenannten TOT-Zustand, in dem die Bedeutung des Wortes bekannt ist, aber die Wortform nicht aktiviert werden kann, eine semantische Hilfe wirkungslos bleibt. Erst phonologische/morphologische Hilfen führten zum teilweisen oder ganzen Erfolg (vgl. Kremin 1993 und die dort aufgelisteten Experimente).

Im Verlauf dieses Buches werden wir aber auch Fehlerbeispielen begegnen, die sich nicht so einfach aus einem seriellen Modell ableiten lassen.

Hierzu gehören z. B.:

– Malapropismen, d. h. formbezogene Wortersetzungen bei Gesunden (z. B. „renovieren" statt „reservieren"),

– der sogenannte „lexical bias", d. h. die auffällige Tendenz, daß bei phonologischen Versprechern sprachgesunder Personen unerwartet häufig existierende Wörter produziert werden,

– sogenannte *formale Paraphasien* wie etwa „Strand" statt „Schrank". Ferner

– die *gemischten* Versprecher bzw. gemischten Paraphasien, die sowohl semantische als auch formale Ähnlichkeiten zum Zielwort besitzen wie etwa „Dachs" statt „Fuchs".

Daher soll nun noch ein anderer Modelltyp kurz vorgestellt werden.

2.2.2 Ein alternatives Netzwerkmodell

Auch hier gibt es verschiedene Varianten, die man mit dem Schlagwort *Netzwerkmodelle* umreißen kann.

Man spricht auch von „konnektionistischen Modellen" oder der „interaktiven Aktivierung". Es gibt noch weitere Bezeichnungen, die ich hier jedoch nicht erwähnen möchte.

Der Ursprung dieser Modelle ist in der neuropsychologischen Forschung zur Worterkennung (insbesondere geschriebener Wörter) zu suchen. Von besonderem Interesse war hierbei die Frage, warum wir Druckfehler so schwer erkennen.

Was ist daran Besonderes?

Das Erkennen von Druckfehlern erfordert ein Hinundherspringen von der Ganzwortebene zur Buchstabenebene und wieder zurück, d. h. hier findet eine Rückkopplung bei der Informationsverarbeitung statt.

Erst relativ spät wurden grundlegende Modellvorstellungen auf die Sprachproduktion übertragen. (Zur Einführung sei auf Aitchison [1989], Harley [1993], Hinton u. Mitarb. [1993] sowie Levelt [1989] verwiesen.)

Was ist nun das Wesentliche solcher Modelle?

Wie Harley (1993) in seinem Überblicksartikel darlegt, gibt es fünf Grundprinzipien:

1. Prozesse laufen in einem komplexen Netzwerk ab.

2. Das Netzwerk besteht aus *einfachen Einheiten* („units" oder auch „Knoten"), die untereinander *in Verbindung* stehen. Diese *Einheiten* sind normalerweise in *Schichten (Ebenen/levels)* angeordnet. (Diese Schichten entsprechen unterschiedlichen Verarbeitungsebenen, je nachdem ob ein gesehenes Wort erkannt und laut gelesen oder beispielsweise nachgesprochen werden soll.)
   Bei Computersimulationen solcher Modelle kann es jedoch manchmal erforderlich sein, Verarbeitungsebenen einzuführen, die keiner sprachlich-strukturellen Ebene entsprechen (hierzu gehören z. B. die sogenannten „hidden units", die in einigen Modellen eine entscheidende Rolle bei der Weitergabe von Aktivierung spielen).

3. Jede Einheit besitzt einen *Aktivierungslevel*, der sich über die Verbindungen *ausbreiten* kann („spreading activation").

4. Der Grad (bzw. die Geschwindigkeit) der Ausbreitung von Aktivierung ist im we-

sentlichen abhängig von der Gewichtung (weight) der Verbindungen. Hierbei gibt es positive Aktivierung und negative Aktivierung. Die negative Aktivierung äußert sich als Inhibition (Hemmung) von Einheiten.
5. Als Folge der Interaktion vieler einfacher Einheiten entstehen komplexe kognitive Prozesse.

Auf der Basis dieser Grundannahmen sind Computerprogramme entwickelt worden, welche neuronale Aktivierungen simulieren können, die z. B. in der Lage sind, einen vorher eingegebenen Grundwortschatz zu „lesen".

Noch faszinierender ist die Tatsache, daß relativ isolierte Schädigungen eines computersimulierten Lese-Lern-Prozesses zu unerwartet komplexen Auswirkungen führte, die unseren *Syndromen* der Tiefen- bzw. Oberflächendyslexien entsprechen (vgl. hierzu Harley 1993).

Wie Harley in seinem Überblicksartikel jedoch auch verdeutlicht, sind *Netzwerkmodelle keine direkte Widerspiegelung neuronaler Aktivitäten*. Sie beschreiben jeweils einen extrem begrenzten Ausschnitt, der z. B. bei Computersimulationen bestimmter Prozesse Zwischenschritte (wie etwa „hidden units") erforderlich macht.

Auch wenn ursprünglich die Worterkennung im Mittelpunkt stand, gibt es inzwischen eine Reihe von Arbeiten, die sich mit der Sprachproduktion beschäftigen (vgl. z. B. Dell 1985 oder Stemberger 1985).

In der weiteren Darstellung beziehe ich mich primär auf Stemberger (1985), der die Phasen des Wortabrufs folgendermaßen darstellt:
1. Semantische (und auch pragmatische) Information aktiviert *alle* Wörter, die dieses Merkmal besitzen.

Eigentlich müßte jetzt ein Chaos entstehen! Dies ist jedoch aus folgenden Gründen nicht der Fall:

Zunächst einmal ist die Aktivierung nicht total, denn
a) die Aktivierungsschwellen der jeweiligen Einheiten sind recht unterschiedlich (z. B. in Abhängigkeit von der Gebrauchsfrequenz).

Ferner stellt man sich vor, daß
b) die aktivierten Einheiten die Aktivierung *proportional* zu ihrer eigenen Aktivierung weitergeben. Und darüber hinaus
c) reicht *ein einziges* semantisches Merkmal nicht aus, um ein spezielles Wort ausreichend zu aktivieren. Hierzu bedarf es einer *Summierung von Merkmalen*.
d) Um die inkorrekte Wahl schwach aktivierter Wörter zu unterdrücken, geht ein *Hemmeffekt* von stark aktivierten Wörtern aus.

Für die weitere Beschreibung ist zu berücksichtigen, daß die aktivierten „Wörter" abstrakte Einheiten („Lexeme") sind, die sozusagen „ausbuchstabiert" werden müssen.
2. Mit steigendem Aktivierungslevel werden *alle* Einheiten der nächsten Ebene, nämlich alle Phoneme, die mit den aktivierten Lexemen assoziiert sind, ebenfalls aktiviert.

Und nun setzt ein entscheidender Prozeß ein, der in keinem seriellen Modell vorgesehen ist:
3. Von der Phonemebene geht ein *Feedback* (Rückkopplung) zur Ebene der Lexeme (Wortformen). *Dabei* kann es vorkommen, daß auch *Wortformen aktiviert* werden, die *keine semantische*, sondern eine *formale Beziehung* zum Zielwort aufweisen. Setzt sich diese Aktivierung durch, kommt es zu formalen Paraphasien (s. o.).

Bevor wir in Anlehnung an Stemberger versuchen wollen, diese Prozesse in einer einfachen Graphik darzustellen, soll noch auf folgendes aufmerksam gemacht werden:

– Auch Phoneme sind keine endgültigen Einheiten, da sie sich aus Merkmalen zusammensetzen. Diese Ebene wird nicht in der Graphik repräsentiert, da es hier nur um grundlegende Prinzipien geht. Auch zeitliche Aspekte werden bei der vereinfachten Darstellung nicht berücksichtigt.

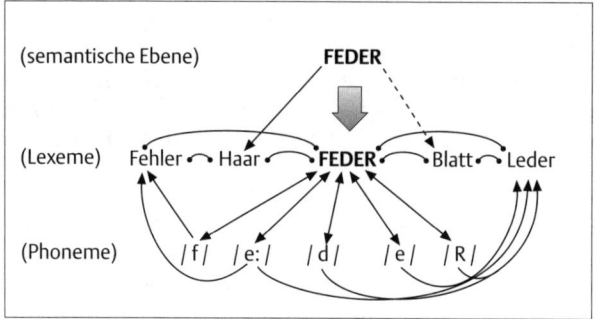

Abb. 2.**8**   Wortabruf in einem interaktiven Modell (Beispiel: „Feder").
Zur Erklärung der Zeichen:
– Pfeile zeigen aktivierte Verbindungen,
– ein dicker Pfeil bedeutet die stärkste Aktivierung,
– ein gestrichelter Pfeil bedeutet eine sehr geringe Aktivierung,
– die Pfeilspitzen zeigen die Aktivierungsrichtung,
– Verbindungslinien mit dicken Endpunkten markieren inhibierte (unterdrückte) Verbindungen.
Auf der semantischen Ebene wird hier vereinfachend nur das globale Konzept repräsentiert.

Erfahrungsgemäß ist die Sprachproduktion nicht immer ganz perfekt, obwohl die geringe Fehlerzahl schon erstaunlich ist (vgl. Kap. 1).

Welche *Eigenschaften des Systems* sind nun *generell* als potentielle *Fehlerquellen* auszumachen?

Wie bei allen informationsverarbeitenden Systemen scheint es auch bei der Sprachverarbeitung eine Art *Grundrauschen* („noise") zu geben.

Stemberger nimmt hier drei Ursachen an:
– Die bedeutendste Quelle ist die (zufällige?) Variation der „basalen" oder „Ruheaktivität" von Einheiten. Von dieser Ruheaktivität hängt es ab, wie schnell oder wie hoch eine Einheit aktiviert werden kann. Dieses Phänomen ist mit einem Schlagwort bezeichnet worden, das seit biblischen Zeiten bekannt ist: „Wer hat, dem wird gegeben" („the rich get richer"). Mit anderen Worten:
– Je öfter ein Wort benützt wird, desto weniger Aktivierung ist erforderlich.
– Gerade die systematische Ausbreitung von Aktivierung über semantische Aktivierungsmechanismen oder über Rückkoppelungen kann zur endgültigen Auswahl falscher Wörter führen.
Beispiel: Zielwort „Hand" – Reaktion „Haar". Auf der Ebene der Lexeme wurden u. a. auch „Arm – Bein – Wand – Haar" aktiviert. Über die Rückkoppelung von der Phonem- zur Lexemebene wurde dann das initial ebenfalls aktivierte, formal verwandte Wort „Haar" endgültig ausgewählt (vgl. auch Blanken 1991 a).

2.3 Schlußbemerkungen

Vergleicht man nun einmal die Grundzüge interaktiver Modelle mit dem Konzept der getrennten Verarbeitungsstufen serieller Modelle, so ist gut vorstellbar, daß viele von Ihnen das interaktive Modell für „natürlicher" halten. Und so ist auch beispielsweise die Vorstellung von gestörter Aktivierung und gestörter Inhibition ein Bestandteil von A. Lurias Überlegungen zur Entstehung paraphasischer Fehlleistungen (vgl. z.B. Luria 1977 und die ihm gewidmeten Arbeiten des Sonderbandes Aphasiology 9, 1995, auf die hier nur kursorisch verwiesen werden kann). Trotzdem wird im folgenden eine Analyse anhand serieller Modelle im Vordergrund stehen.

Dies hat verschiedene Gründe:

1. Bis jetzt gibt es nur wenige Arbeiten, in denen aphasische Wortverarbeitung anhand interaktiver Modelle diskutiert wurde (vgl. Blanken 1990; Martin u. Saffran 1992).
2. Selbst wenn eindeutige Indizien dafür sprechen, daß aphasische Fehlleistungen durch veränderte Aktivierungs- bzw. Hemmungsmechanismen verursacht werden, gibt es derzeit weder eine objektive Analysemöglichkeit für derartige Prozesse noch operationalisierbare Eingriffsmöglichkeiten, die fehlgeleitete Aktivierungsprozesse therapeutisch beeinflussen können.

Was dagegen ein serielles Modell bei der Interpretation aphasischer Fehler leisten kann, wird im folgenden Kapitel beschrieben.

3 Interpretation von Fehlleistungen anhand des Modells

Wir sollten nun untersuchen, wie die theoretischen Überlegungen in die Praxis umgesetzt werden können. Dabei werden wir allerdings auch Problemen begegnen, für die es derzeit noch keine optimalen Lösungen gibt. Wir müssen daher mit Kritikern rechnen, denen das vorgestellte Modell viel zu holzschnitthaft ist. Aber um wie vieles besser waren denn die Landkarten, die zur Entdeckung neuer Länder geführt haben?

Fragen wir also, was dieses Modell für den *therapeutischen* Alltag hergibt. Wenn wir uns mit dieser Frage beschäftigen, sollten wir berücksichtigen, daß eine adäquate Therapie eine adäquate Diagnostik voraussetzt.

In diesem Kapitel stehen daher diagnostische Fragen im Vordergrund.

Kernfrage ist hierbei: Wie sind Fehlleistungen zu interpretieren bzw. *welche Störungen* im Sprachverarbeitungsprozeß *führen zu welchen Fehlern.*

Es bietet sich daher an, die Leistungen eines herkömmlichen diagnostischen Verfahrens mit der Analyse der Sprachverarbeitung anhand eines Prozeßmodells zu vergleichen.

3.1 Fehlerklassifikation versus prozeßorientierte Fehlerinterpretation

Da inzwischen fast alle Aphasietherapeuten den „Aachener Aphasie Test" (vgl. Huber u. Mitarb. 1983) für die Diagnostik einsetzen, soll der AAT zum Vergleich dienen. Was leistet dieser Test?

Der AAT trennt zwischen aphasischen und anderen sprachlichen Problemen und erlaubt anhand einer linguistischen Analyse der sprachlichen Leistungen in unterschiedlichen Modalitäten eine *Klassifizierung* der Störungen und eine *Syndromzuordnung.* Ferner ermöglicht er die Bestimmung des Schweregrades. Hier sollte man sich kurz folgendes vor Augen halten:

Die „klassischen" Syndrome wurden als Folge von Gefäßerkrankungen beschrieben. Bei anderen Ursachen (Tumoren/entzündlichen Prozessen usw.) können manchmal aber abweichende Symptomkombinationen auftreten, die dann zu der Diagnose „unklassifizierbare Aphasie" führen.

Auch wenn wir die Ätiologie außer acht lassen und uns nur auf die psycholinguistischen bzw. neurolinguistischen Aspekte konzentrieren, steht fest:

Ein und dasselbe Syndrom kann in unterschiedlichen Varianten und unterschiedlichen Schweregraden auftreten.

Und auch die sogenannten „Leitsymptome" können unterschiedlich stark ausgeprägt sein.

Als Beispiel sei die Wernicke-Aphasie genannt, deren Sprachproduktion von komplettem Jargon bis zu vereinzelten Paraphasien reichen kann. Auch das Sprachverständnis kann unterschiedlich schwer betroffen sein und ebenso die Schriftsprache.

Unabhängig von jeder Syndromklassifizierung gilt ganz allgemein: Je nach individuellem Fall können die sprachlichen Leistungen entweder in allen Modalitäten recht homogen gestört sein, oder aber es bestehen z.T. gravierende Unterschiede in den einzelnen Modalitäten.

Niemand von uns ist jedoch in der Lage, anhand der AAT-Werte *in einer Modalität* die Leistungen *in einer anderen Modalität vorauszusagen*. So können z.B. ein schlechtes auditives Sprachverständnis und eine gute Leistung im Benennen miteinander vorkommen. Da beide Modalitäten voneinander unabhängig sind, ist keine Voraussage möglich.

Hinzu kommt, daß die *Klassifizierung* eines Fehlers *nichts* über den *Entstehungsprozeß* dieses Fehlers aussagt.

Dieses Problem wird therapeutisch relevant, wenn sich herausstellen sollte, daß *Fehler gleicher Klassifikation* eine *unterschiedliche Entstehungsgeschichte* haben können. Tatsächlich gibt es derartige Fehler:

So können z.B. semantische Paraphasien beim Benennen durch eine Störung des zentralen semantischen Systems entstehen. Sie können jedoch auch durch eine Abrufstörung im phonologischen Ausgangslexikon zustande kommen (vgl. z.B. Caramazza u. Hillis 1990). Hier wird wegen einer Aktivierungsstörung der semantisch verwandte „Nachbar" abgerufen. Auch wir machen Fehler dieser Art. Der Unterschied zu „echten" semantischen Fehlern besteht darin, daß dieser Fehlgriff meist sofort bemerkt und kommentiert wird. Und auch Patienten kommentieren einen solchen Fehler bzw. sie lehnen das falsche Wort ab, wenn es ihnen noch einmal angeboten wird (vgl. z.B. Kremin 1993).

Im Gegensatz zu einer Fehlerklassifikation erlaubt das in Kap. 2 vorgestellte Modell überprüfbare *Hypothesen* über die *Entstehung von Fehlern*.

Um Mißverständnissen vorzubeugen, möchte ich noch einmal daran erinnern, daß wir von einem *Modell* der Wortverarbeitung sprechen.

Modelle dieser Art stellen eine Analogie zu der sogenannten „künstlichen Intelligenz" dar (vgl. Kap. 2).

Aber derzeit wissen wir noch nicht, wie die *physiologischen Korrelate* zu den angenommenen Verarbeitungsschritten aussehen (vgl. hierzu z.B. Caramazza u. Hillis 1991; Müller 1992 oder auch Lesser u. Milroy 1993). Diese Einschränkung soll uns jedoch nicht irritieren, denn auch die Naturwissenschaften beruhen auf Modellen, die so lange praktisch umgesetzt wurden, bis *neue* Phänomene beobachtet wurden, die nicht mehr anhand der alten Modelle interpretierbar waren.

3.2 Basisannahmen zur Fehlerentstehung

Wie kann man sich nun – unabhängig von jeder Modalität – anhand des vorgestellten seriellen Modells die Entstehung von Fehlern erklären?

Zunächst einmal ist denkbar, daß Verarbeitungswege („Routen") unterbrochen sind oder daß Informationen nur unzureichend durchgelassen werden (Störungen des „Zugriffs"). Eine weitere Fehlerquelle könnte innerhalb der einzelnen Lexika bzw.

innerhalb des zentralen semantischen Systems zu suchen sein (Störungen der Wissensrepräsentation). Für die nachfolgende Diskussion sollten wir uns daran erinnern, daß es in den verschiedenen Modalitäten jeweils mehrere Verarbeitungswege gibt, auf denen eine Eingangsinformation weitergeleitet werden kann. Und es ist durchaus vorstellbar, daß diese Verarbeitungswege unterschiedlich gestört sind.

Beispiel: Ein Patient kann nur solche Wörter nachsprechen, deren Bedeutung er versteht. Er versagt bei seltenen oder abstrakten Wörtern und ebenso bei Pseudowörtern.

Das bedeutet, diesem Patienten steht für das Nachsprechen nur noch *die* Route zur Verfügung, die vom auditiven Eingangslexikon über die Semantik zum phonologischen Ausgangslexikon führt.

Die beiden anderen Routen für das Nachsprechen (s. Kap. 2) sind dagegen unterbrochen.

3.2.1 Probleme bei der Fehlerinterpretation

Am Beispiel des Nachsprechens kann aber auch noch etwas anderes verdeutlicht werden. Erinnern wir uns: Beim Nachsprechen wird eine auditiv wahrgenommene Information über mehrere Verarbeitungsstufen in eine phonologische Repräsentation „übersetzt".

Bei diesem Prozeß kann es an sehr unterschiedlichen Stellen zu Störungen kommen.

Beispiel: phonematische Paraphasien (Neologismen) beim Nachsprechen.

Vorgabe: „Moderator"   –> Reaktion: /moderetor/
          „Kanu"   –> Reaktion: /kalunu/
          „Hepatitis"   –> Reaktion: /hepita/hepotati/

Folgende Störquellen sind hier denkbar:
– Eine gestörte auditive Analyse auf der Ebene der auditiven Diskrimination von Lauten (Phonemen).
– Bei längeren Wörtern kann eine Einschränkung des auditiven Arbeitsspeichers bestehen.
– Das auditive Eingangslexikon kann nicht aktiviert werden; es wird daher die direkte Route zum phonologischen Arbeitsspeicher („Ausgang") benützt. Es ist jedoch denkbar, daß dieser Arbeitsspeicher keine ausreichende Kapazität besitzt.
– Denkbar ist aber auch, daß – wie im ersten Beispiel – die Semantik für das Nachsprechen erforderlich ist. Wenn jedoch gleichzeitig eine Unterbrechung zwischen semantischem System und phonologischem Ausgangslexikon besteht, kann es zu Nullreaktionen oder Annäherungen an das vorgegebene Wort kommen.

Aber:
– Die entscheidende Störungsquelle könnte auch in dem phonologischen Ausgangslexikon liegen.

Fazit: *eine* Fehlleistung, aber unterschiedliche Quellen!

Dieses Beispiel zeigt: Fehler können *nicht isoliert* interpretiert werden.

Die Konsequenz: Es müssen Aufgaben konstruiert werden, die nur *über eine einzige Route (ein einziges Lexikon)* lösbar sind (s. hierzu Kap. 4).

3.3 Unterschiedliche Störungsprozesse und ihre Auswirkungen bei der Wortverarbeitung

Um die unterschiedlichen Störungsprozesse genauer zu charakterisieren, legen wir zunächst einmal die Unterscheidung von Lesser (1987) zugrunde. Lesser differenziert zwischen *„Zugangsstörungen"* und *„Verarmung oder Verringerung"* („degradation") von Repräsentationen innerhalb von Lexika. Diese Unterscheidung hat therapeutische Relevanz: So sollten *Zugangsstörungen* zu *fluktuierenden Leistungen* führen. Eine *Verarmung von Repräsentationen innerhalb der Lexika* oder innerhalb *des zentralen semantischen Systems* müßte sich demgegenüber in einem *stabilen Fehlermuster* zeigen.

Hier sind einige Anmerkungen notwendig.

So scheinen z. B. sogenannte „Priming"-Experimente einer generellen Verarmung von Lexika bzw. dem semantischen System zu widersprechen.

3.3.1 Exkurs über „Priming"

Was ist *„Priming"*?

Das Hauptmerkmal dieser Technik besteht darin, durch bestimmte Vorgaben eine verbesserte „Empfangsbereitschaft" für die Verarbeitung eines Stimulus zu erreichen.

Hierbei wird *vor* der eigentlichen Aufgabe ein Stimulus gegeben, der mit dem Stimuluswort der nachfolgenden Aufgabe eng verwandt ist. Diese Prästimulierung soll die korrekte Reaktion bei Erkennungs- oder Unterscheidungsaufgaben deutlich (d. h. statistisch meßbar) erleichtern.

Beispiel: visuelle/auditive Unterscheidung zwischen Wort – Pseudowort *Katze – Natze.*

Bevor dieses Paar präsentiert wird, erscheint das Wort *Hund* (auditiv oder visuell, je nach experimentellen Bedingungen).

Derartige Priming-Bedingungen lassen sich für Aufgaben in allen Modalitäten sowohl für lexikalische als auch für semantische Entscheidungsaufgaben konstruieren; und ebenso für das Benennen von Bildern (vgl. hierzu Kelter u. Mitarb. 1989).

Um Priming-Effekte nachzuweisen, werden in einem Experiment auch immer Aufgaben gestellt, bei denen das vorausgehende Stimuluswort neutral ist.

Für unser Beispiel wäre das etwa *Tisch.*

Bei entsprechenden Experimenten stellte sich nun heraus, daß auch aphasische Patienten von „Priming"-Bedingungen profitieren konnten (vgl. hierzu auch Lesser u. Milroy 1993, S. 64 f). Dieses Ergebnis stimmt nicht mit Erwartungen überein, die mit der Hypothese einer Verarmung oder gar eines Verlustes von sprachlichen Repräsentationen verbunden sind. (Weiterführende Angaben finden sich in Blanken 1991 a, S. 18 ff; Hamberger u. Mitarb. 1995).

Gehen wir nun noch einmal zurück zu der Ausgangsfrage: Gibt es eine Verarmung von Lexika?

Hinweise, die für eine Verarmung bestimmter Anteile des semantischen Systems bzw. der Wortformspeicher (Eingangs-/Ausgangslexika) sprechen, lassen sich durchaus auch finden: So sind z. B. bei vielen schwer gestörten Patienten abstrakte Wörter in allen Modalitäten schwer zugänglich.

Es sind auch einige Fälle beschrieben worden, in denen ganz spezifische semantische Kategorien erhalten oder sehr schwer gestört waren.

Eine kritische Diskussion dieser unterschiedlichen Hypothesen sowie Überblicksdarstellungen der bisher veröffentlichten Fälle finden sich z.B. in Blanken (1991 a), Caplan (1993), Hillert (1990) oder Lesser (1989).

Ob die Unterscheidung von Zugriffsstörungen versus Verringerung von Speichern (Wissensstörung) tatsächlich an fluktuierenden oder stabilen Leistungen (Leistungseinbußen) festgemacht werden kann, wird ausführlich in Rapp u. Caramazza (1993) diskutiert. Dieser eher wissenschaftstheoretische Exkurs ist für eine weiterführende Diskussion durchaus wichtig. Da wir jedoch in der Kontroverse um fluktuierende Störungen des „Zugriffs" oder stabile Störungen der Repräsentation sprachlichen Wissens derzeit keine endgültige Entscheidung treffen können, bietet sich folgender Kompromiß an:

Neben einer fraglichen Verarmung eines oder mehrerer Speicher (Lexika) gehen wir von unterschiedlichen Zugriffs- oder auch Aktivierungsstörungen aus, die sich in unterschiedlicher Weise manifestieren.

Erfahrene Aphasietherapeuten werden bei dem Schlagwort „Zugangsstörung" (oder „Zugriffsstörung") sofort eine Parallele zu Weigls Konzept der „Blockierung" sehen (vgl. Weigl 1961, 1979 sowie Springer 1979) und nach dem Unterschied zwischen „Deblockierung" und modellgeleiteten Therapiestrategien fragen. Um Mißverständnissen vorzubeugen, soll daher kurz über den Unterschied beider Konzepte gesprochen werden.

3.3.2 Exkurs: Unterschied von Weigls Sprachmodell und modernen Wortverarbeitungsmodellen

Bei Weigl wird „Sprache" als „sprachfunktionales System" aufgefaßt. Dieses System ist das Ergebnis komplizierter intrazerebraler, miteinander in Wechselwirkung stehender ontogenetisch bedingter Verbindungen zwischen teilweise weit entfernten hochdifferenzierten kortikalen Zonen. D. h., es werden funktionale Hirnsysteme angenommen, die aus sich selbst regulierenden Regelkreisen bestehen. Diese Regelkreise setzen sich wiederum aus autonomen Teilsystemen zusammen. Sprachliche Leistungen, die uns als einheitlich erscheinen (z.B. auditives Sprachverständnis oder lautes Lesen) bestehen nach diesem Konzept aus verschiedenen Komponenten eines Regelkreises. Diese Teilkomponenten können unterschiedlich erhalten oder gestört sein.

Als erster Unterschied zu dem bisher besprochenen Modell fällt sofort auf, daß Weigl bei seiner Beschreibung der Sprachverarbeitung sowohl anatomische als auch physiologische Aspekte einbezieht. Ferner enthält das „sprachfunktionale System" neben linguistisch beschreibbaren Komponenten auch darüber hinausgehende Leistungen wie z.B. die Verbo-Kinästhesie (innerliches Mitsprechen beim auditiven Verstehen) oder die Labiolexie. Während das zentrale semantische System in beiden Modellvorstellungen eine entscheidende Rolle spielt, fehlen bei Weigls Modell die Eingangs-/Ausgangslexika als abgrenzbare Einheiten. Dennoch gibt es Überschneidungen von Komponenten des sprachfunktionalen Systems bei Weigl und den postulierten Routen der Prozeßmodelle. Eine einfache Transponierung ist jedoch nicht möglich!

Bei der Diskussion therapeutischer Verfahren wird noch einmal auf diesen Unterschied eingegangen.

Zunächst sollen jedoch Störungsmöglichkeiten besprochen werden, die sich aus unserem Wortverarbeitungsmodell ableiten lassen. Dabei muß man allerdings berücksichtigen, daß die Prozesse innerhalb der einzelnen Lexika bisher noch unterspezifiziert sind (vgl. z. B. Lesser u. Milroy 1993).

„Zugangsstörungen" können isoliert *einzelne Lexika* betreffen. Daher sind modalitätsspezifische Verarbeitungsprobleme gut erklärbar. Im folgenden werden jedoch nicht alle Verarbeitungsmodalitäten mit gleicher Ausführlichkeit besprochen.

Da für den Alltag die *Wortfindung/das Benennen* und das auditive Sprachverständnis von besonderer Bedeutung sind, werden die *unterschiedlichen Störungen des Wortabrufes* und des *auditiven Verstehens* im Vordergrund stehen. Selbstverständlich wird auch die Verarbeitung von Schriftsprache immer wieder berücksichtigt, denn der Weg über das Lesen und Schreiben kann in der Therapie von „strategischer" Bedeutung sein.

Da Störungen der Schriftsprache (vgl. Blanken 1991; De Bleser u. Mitarb. 1987; De Langen 1988) hier jedoch nur kursorisch abgehandelt werden können, wird auf die Arbeit von Reitz (1994) verwiesen. In diesem Überblick wird ein vergleichbares Modell zugrunde gelegt, anhand dessen sowohl Untersuchungsmöglichkeiten als auch Übungsvorschläge angeboten werden.

3.4 Störungen im Zugang zum auditiven Eingangslexikon

Bei Zugangsstörungen zum auditiven Eingangslexikon ist zu berücksichtigen, daß *vor* der Aktivierung dieses Lexikons eine modalitätsspezifische Analyse des auditiven Stimulus stattgefunden haben muß. Liegt eine Störung im Zugang zum auditiven Eingangslexikon vor (oder aber können die Einträge nicht aktiviert werden), sind einerseits Wort-Pseudowort-Entscheidungen erschwert, andererseits kann aber auch keine Information an das semantische System weitergeleitet werden. Vorgesprochene Wörter werden daher nicht verstanden und es kommt z. B. zu Fehlern bei Wort-Bild-Zuordnungsaufgaben.

3.5 Störungen im Zugang zum orthographischen (visuellen) Eingangslexikon

Auch bei Zugangs- oder Aktivierungsstörungen des visuellen Eingangslexikons müssen wir berücksichtigen, daß *vor* der Aktivierung dieses Lexikons eine modalitätsspezifische Analyse des Stimulus stattfindet (vgl. auch die auditive Analyse). D. h., schon die unzureichende visuelle Reizverarbeitung kann zu Fehlern führen.

Beispiel: Der Name „Pliensau Apotheke" wurde als „Pillensau Apotheke" gelesen, der „Geisterradler" wurde zum „Geisteradler".

Fehler dieser Art unterlaufen uns auch *ohne* aphasische Lesestörung (vgl. hierzu Kap. 2, ferner für die visuelle Analyse Caramazza u. Hillis 1990 und für die auditive Analyse Franklin 1989). Darüber hinaus muß auch beachtet werden, daß der visuelle Arbeitsspeicher pathologisch begrenzt sein kann.

Eine derartige Einschränkung des Arbeitsspeichers läßt generell Wortlängeneffekte erwarten. Auch auf dieses Phänomen wurde schon in Kap. 2 hingewiesen. Liegt eine Störung im Zugang zum orthographischen (visuellen) Eingangslexikon vor, können lexikalische Entscheidungen je nach Schweregrad nur noch für eine begrenzte Zahl von geschriebenen Wörtern getroffen werden. Wenn die Graphem-Phonem-Konvertierung ebenfalls gestört ist, bricht der Leseprozeß zusammen. Selbstverständlich lassen sich *Zugangs-* bzw. *Aktivierungsstörungen* auch für das *orthographische Ausgangslexikon* annehmen.

Hierzu nur eine kurze Anmerkung.

3.5.1 Störungen im Zugang zum orthographischen Ausgangslexikon

Patienten mit dieser Störung haben Schwierigkeiten beim Diktat (insbesondere bei homophonen oder orthographisch irregulären Wörtern) und auch beim spontanen Schreiben. Es kommt daher zu Abbruchreaktionen oder Paragraphien bis hin zu Neologismen. Die korrekte schriftliche Produktion gelingt aber sofort nach einer kleinen Hilfestellung wie z. B. Vorgabe eines Lückenwortes oder Vorgabe der (ungeordneten) Buchstaben. Auch die kurze Exposition des gesuchten Wortes (sogenanntes „verzögertes Abschreiben") führt zu einer korrekten Reaktion. Die Wirksamkeit solcher Hilfen setzt voraus, daß der gewünschte Eintrag noch vorhanden ist!

Zwar kann im Bereich „Schriftsprache" eine Vielzahl von Fehlern auf Aktivierungsstörungen der relevanten Lexika zurückgeführt werden, aber trotzdem muß zusätzlich geklärt werden, ob auch eine Störung der Phonem-Graphem-Konversion (und umgekehrt) vorliegt.

3.6 Störungen im Zugang zum zentralen semantischen System

Hier wird die weitgehende Intaktheit des zentralen semantischen Systems angenommen. Da der Informationsfluß von auditivem/visuellem Eingangslexikon jedoch unterbrochen ist, können Informationen aus den (auditiven/visuellen) Eingangslexika nicht oder nur unzureichend weitergegeben werden.

Bei *isolierten* Störungen im Zugang zum semantischen System kann der Betroffene gehörte/gesehene Wörter ohne Verständnis nachsprechen oder aber laut lesen. Dies gilt natürlich nur dann, wenn die entsprechenden Verarbeitungsrouten bzw. die entsprechenden Eingangs- und Ausgangslexika intakt sind (vgl. Kap. 2). Zugangsstörungen zum semantischen System können entweder *alle* Modalitäten betreffen oder aber modalitätsspezifisch sein. So kennen wir beispielsweise Patienten, die gehörte Wörter besser verstehen als gelesene Wörter – und umgekehrt.

Für die Therapie sind insbesondere die modalitätsspezifischen Unterschiede in der Verarbeitung gehörter und gelesener Wörter bedeutsam, da sie nicht nur auf die (weitgehende) Intaktheit des semantischen Systems verweisen können, sondern gleichzeitig Hinweise auf mögliche therapeutische Strategien erlauben.

3.7 Störungen im Zugang zum phonologischen Ausgangslexikon

Folgende Störungsmöglichkeiten bieten sich an:

3.7.1 Teilweise Unterbrechung zwischen semantischem System und phonologischem Ausgangslexikon

Bei solchen Unterbrechungen kommt es häufig zu Umschreibungen des gesuchten Wortes, da die semantischen Merkmale korrekt aktiviert werden können. Demgegenüber ist die Wortform jedoch in keiner Weise zugänglich.

Beispiel: Zielwort „Schirm" – Reaktion „Regen ... Wasser ... naß", dazu wird mit Gesten verdeutlicht, wie der Schirm aussieht und wie man ihn hält.

Aufgrund dieser Unterbrechung von semantischem System und phonologischem Ausgangslexikon kann auch die beliebte Anlauthilfe (meist) nicht funktionieren, denn diese Hilfe setzt auf der phonologischen Ebene an. Bei solchen Unterbrechungen ist ferner typisch, daß je nach Kontext die Leistungen extrem schwanken. Daraus läßt sich schließen, daß derartige Unterbrechungen nicht absolut sein können.

3.7.2 Extreme Erhöhung des Aktivierungslevels für einige oder viele Wörter

In einem solchen Fall kann trotz korrekter „Adressierung" der angepeilte Eintrag nicht aktiviert werden. D.h., daß die Informationen aus dem semantischen System zwar in das phonologische Lexikon weitergeleitet, dort aber nicht weiterverarbeitet werden können.

Dieser Sachverhalt läßt sich gut in einem alltäglichen Bild fassen: Wir suchen einen alten Bekannten in seiner vertrauten Wohnung auf, wir klingeln beim richtigen Schild; er ist daheim, aber er öffnet nicht ... Haben wir einen Dietrich dabei, können wir den gewünschten Kontakt herstellen. Übertragen auf Wörter heißt dies: Anlautvorgaben oder manchmal auch nur eine unspezifische Stimulierung aktivieren das gesuchte Wort. Erhöhte Aktivierungsschwellen kann man bei einer Vielzahl von Patienten als *eine* Ursache von Wortfindungsproblemen annehmen. Weitere Störungsmöglichkeiten sind:

3.7.3 Aktivierung in Abhängigkeit der Gebrauchsfrequenz

Typisch ist, daß häufig gebrauchte Wörter leichter gefunden oder ohne Probleme verstanden werden. Die Störung wird erst bei selteneren Wörtern deutlich.

Hier steckt ein Problem, das oft übersehen wird:

Häufigkeit meint *nicht nur*, wie *oft ein Wort* (hier „Lautfolge") im Alltag erwähnt wird.

Häufigkeit meint auch, *wie oft eine bestimmte Lautform* mit *einer bestimmten Bedeutung* verbunden wird.

Dies läßt sich gut an Wörtern mit *zwei* Bedeutungen erklären (vgl. Ellis u. Mitarb. 1992):

So verwenden wir z. B. das Wort *Mutter* sehr viel häufiger, um ein Verwandtschaftsverhältnis zu bezeichnen als um ein Teil eines Werkzeugs zu benennen.

Dieses Problem wird im Aachener Aphasie Test (Huber u. Mitarb. 1983) bei der Überprüfung des Sprachverständnisses berücksichtigt, da hier die weniger gebrauchte Verbindung von Bedeutung und Wortform für die korrekte Lösung aktiviert werden muß.

Jeder Anwender erinnert sich etwa an „Pfeife" oder „Hahn", Wörter, die häufiger für Rauchutensilien oder Geflügel verwendet werden als für „Trillerpfeife" oder „Wasserhahn".

Eine weitere Untergruppe von Aktivierungsstörungen sind sogenannte

3.7.4 „Response"-Blockaden

Hiermit wird ein sehr irritierendes Phänomen angesprochen, das fast so aussieht wie das häufig beschriebene Erlebnis „es liegt mir auf der Zunge, aber ich bring's nicht raus" („Tip of the tongue" oder TOT-Phänomen). Was hier passiert, läßt sich am besten anhand von Blockaden bei Wörtern mit mehreren Bedeutungen zeigen: Die betroffenen Patienten wissen manchmal den Anfangsbuchstaben, manchmal können sie sogar die zweite Bedeutung des gesuchten Wortes umschreiben. Trotzdem ist es dem Betroffenen nicht möglich, das Wort herauszubringen, obwohl keine Sprechapraxie vorliegt.

In einem solchen Fall scheint eine sehr abstrakte Repräsentation der Wortform/ Phonemstruktur des gesuchten Wortes vorhanden zu sein, aber der Abrufprozeß bleibt auf dieser Stufe stehen. Daß bei „homophonen" (gleichklingenden) Wörtern die zweite Bedeutung beschrieben werden kann, obwohl das gesuchte Wort nicht abrufbar ist, stellt das entscheidende Kriterium dar. Wichtig ist auch hier, daß Anlauthilfen versagen! Beschreibungen dieser „Antwort"(„response"-)Blockaden sind bisher noch relativ selten (vgl. Henaff Gonon u. Mitarb. 1989; Kremin 1993).

3.8 Störungen *innerhalb* des phonologischen Ausgangslexikons

Im folgenden werden wir nur eine begrenzte Auswahl von Störungsmöglichkeiten behandeln.

Im Vordergrund steht wieder der Wortabruf beim mündlichen Benennen, d. h., es geht hier um Störungen innerhalb des phonologischen Ausgangslexikons.

3.8.1 Unzureichende Aktivierung von Wortformen

Hier müssen wir unterscheiden zwischen einem erhöhten Aktivierungslevel von Wörtern (vgl. 3.4.2) und einer Störung in der Aktivierung von Wortformen.

Wie schon in 3.4.2 erwähnt, kann bei einem erhöhten Aktivierungslevel das korrekte Wort durch eine Anlauthilfe produziert werden. Dies ist jedoch nur möglich, weil die gesuchte Wortform intakt ist und korrekt „adressiert" wurde. Bei den nachfolgend beschriebenen Störungen ist eine Anlauthilfe jedoch meist vergeblich, weil Wortformen entweder verloren sind oder aber nicht mehr aktiviert werden können.

Mißlingt die Aktivierung (oder gelingt nur teilweise), kann es zu sehr unterschiedlichen Fehlern kommen. Neben zielwortbezogenen phonematischen Neologismen findet man auch „abstruse" (d. h. gänzlich unähnliche) oder auch in einzelnen Fällen stereotype Neologismen (vgl. Ellis u. Young 1991, S. 145; Blanken 1991). Die genauen Prozesse bei der Entstehung solcher Fehler werden in der Literatur kontrovers diskutiert. So gibt es z. B. die Hypothese, daß bei „abstrusen" Neologismen überhaupt kein lexikalischer Zugriff stattfindet, weil eine schwere Wortfindungsstörung vorliegt.

Statt dessen erzeugt ein „Zufallsgenerator" Silbenfolgen (vgl. z. B. Buckingham u. Kertesz 1976; Butterworth 1979). Eine andere Hypothese besagt, daß der lexikalische Eintrag zwar gefunden wird, aber keine ausreichende Aktivierung erhält (vgl. z. B. Ellis u. Young 1991).

Da wir über die genauen Entstehungsprozesse keine definitiven Aussagen treffen können, werden hier nur in Anlehnung an Kohn (zit. in Caplan 1993, S. 132 f.; s. auch Nickels 1997) mögliche Fehler bei der Aktivierung von phonologischen Repräsentationen aufgelistet.

Fehlerketten, die wir bei Patienten mit neologistischem Jargon auch häufig erleben, werden hier *nicht berücksichtigt*.

Folgende Fehler sind zu erwarten:
– Die Silbenstruktur ist verändert, es tauchen zusätzliche oder unmotivierte Silben auf.

Beispiel: Benennen
  Bild „Telefon" – Antwort /webelofon/
– Die Phoneme sind stark verändert, es tauchen gehäuft Phoneme auf, die nicht im Zielwort vorkommen.

Beispiel: Benennen
  Bild „Telefon" – Antwort /teflome/
– Es gibt nur wenige Phoneme, die mit dem Zielwort übereinstimmen.

Beispiel: Benennen
  Bild „Schiff" – Antwort /mits/
Unter therapeutischen Gesichtspunkten sind bei solchen Fehlern zwei Dinge wichtig:

Auch wenn Patienten ihre Fehler bemerken, können sie diese Fehler (meist) nicht korrigieren.

Als Hilfen sind Anlautvorgaben (meist) wirkungslos. Dies wurde eingangs schon erwähnt.

Störungen in der Aktivierung von Wortformen können in einzelnen Fällen auch durch eine unzureichende Spezifizierung semantischer Information entstehen, sofern es für das gesuchte Wort mehrere Möglichkeiten gibt. Es kommt daher zu Überlagerungen.

Beispiel: „Schirm – Knirps" führt zu „Knirps" (vgl. hierzu auch Buckingham u. Kertesz 1976).

Neologismen dieser Art sind jedoch in der spontanen Sprachproduktion schwer zu erkennen. Konsequenterweise müßten daher Sprachproben bei unterschiedlichen Sprechanlässen miteinander verglichen werden.

Eine weitere – sozusagen „harmlosere" – Variante einer unzureichenden Aktivierung von Wortformen, die wir alle kennen, ist schon in Kap. 2 angesprochen worden:

das Wort „liegt uns auf der Zunge" („tip of the tongue" oder TOT in der englischen Literatur). Bei dieser Abrufstörung können häufig einige Elemente des Zielwortes aktiviert werden. Meist handelt es sich um das Initial und/oder die Anzahl der Silben. Oft wissen wir auch die Stelle oder den Vokal der betonten Silbe. Trotzdem gelingt es uns nicht, die exakte Lautfolge zu finden. Typisch ist auch hier, daß Anlauthilfen versagen.

Störungen dieser Art sind sozusagen Schnittstellen zwischen der Aktivierung von Wortformen und Störungen des phonologischen Kodierens (s. auch Nickels 1997).

Die häufige Kenntnis des Initials oder des betonten Vokals zeigt, daß es besonders „prominente" Stellen in Wörtern gibt (vgl. Kap. 2; Butterworth 1992).

Solche markanten Stellen dienen gewissermaßen als Stützkorsett, das – wie schon erwähnt – manchmal auch anderen Wörtern paßt (z.B. „Neogaullisten" anstelle von „Neologismen"). Wir alle kennen das „Herumprobieren" mit Wörtern. Manchmal kann es dabei sogar zur Konstruktion von Neologismen kommen. Aber gesunde Sprecher lehnen falsche Lösungen meist unmittelbar ab, da Korrekturinstanzen, wie z.B. ein intaktes semantisches System, die falsche Lösung erkennen. Darüber hinaus existieren noch weitere Monitorprozesse, die jedoch an dieser Stelle nicht diskutiert werden sollen (vgl. Levelt 1989). Für einen kurzen Überblick zum Problem der Neologismen sei auf den Handbuchartikel von Buckingham (1993) verwiesen.

Wie schon in Kap. 2 angedeutet, müssen Wörter *vor* der Umsetzung in motorische Abläufe erst „ausbuchstabiert" werden. Daher ist zu erwarten, daß es innerhalb des phonologischen Ausgangslexikons noch weitere störbare Prozesse gibt.

3.8.2 Störungen der Auswahl und Ordnung von Phonemen

Störungen auf dieser Prozeßebene sind eine wesentliche Quelle phonematischer Paraphasien.

Hier sollten wir uns noch einmal kurz vor Augen halten, daß Phoneme Bündel von Merkmalen darstellen.

Abweichungen vom Zielphonem können „nah" sein, weil nur ein einziges Merkmal verändert ist (z.B. in Minimalpaaren), oder aber sie sind „weit", weil sich das Zielphonem und das tatsächlich produzierte Phonem in mehr als einem Merkmal unterscheiden. Da bei „nahen" Abweichungen manchmal existierende Wörter produziert werden (z.B. „schwul" statt „schwül"), muß man besonders auf den Entstehungskontext achten.

Auch hier finden wir also wieder Beispiele, daß Fehler nicht isoliert betrachtet werden können!

Bei Störungen in der Auswahl und Ordnung von Phonemen sind folgende Voraussetzungen möglich:
– Die Silbenstruktur bleibt erhalten. D.h., es gibt keine unmotivierten Veränderungen der Silbenstruktur.
Beispiel: ein „Thermometer" wird als /tormometer/ benannt.
– Phoneme, die sich sehr stark vom Zielphonem unterscheiden, sind selten.
Beispiel: eine „Kerze" wird als /gerte/ bezeichnet.
– Es gibt keinen Wortarteneffekt.
– Es kann in Abhängigkeit von der Wortlänge zu einem „Links-rechts"-Effekt kommen. D.h., daß bei längeren Wörtern die Anfänge korrekt, die Enden aber gestört sein können.

Beispiel: ein „Telefon" wird als /telefer/ benannt.

– Meist werden die Fehler bemerkt, und häufig können diese Fehler auch korrigiert werden, wobei manchmal mehrere Annäherungsversuche notwendig sind (sogenannter conduite d'approche). Ist jedoch die interne Kontrolle gestört, kann es trotz einer erkennbaren Annäherung an das Zielwort wieder zu Entstellungen kommen, die manchmal sogar in einem Neologismus enden.

3.8.3 Perseveration und Antizipation von Phonemen

Auch wenn alle Phoneme und ihre Abfolge korrekt aktiviert wurden, können vor dem konkreten Aussprechen Fehler entstehen, die „normalen" Versprechern ziemlich ähnlich sind. Wir bleiben z. B. „hängen" oder produzieren einen Laut, bevor er eigentlich „an der Reihe" ist.

Beispiel: „Babane" statt „Banane"/„Bebirge" statt „Gebirge" (zu „normalen" Versprechern s. Dittmann 1988; Leuninger 1993). Fehler dieser Art sind nur durch Zusatzuntersuchungen von rein sprechmotorisch bedingten Entgleisungen abzugrenzen.

Für die weitere Diskussion sei auf Dittmann (1991) und Ziegler (1989, 1991) verwiesen. Hier finden sich auch weiterführende Literaturangaben.

Von besonderer Bedeutung für den Wortabruf in unterschiedlichen Modalitäten sind Störungen *innerhalb* des *zentralen semantischen Systems.*

3.9 Störungen *innerhalb* des semantischen Systems

Da das Modell ein einziges semantisches System annimmt, können sich Störungen innerhalb dieses Systems in allen Modalitäten auswirken.

Wir haben in Kap. 1 über *eine* mögliche Ordnungsstruktur des mentalen Lexikons anhand semantischer Kriterien gesprochen. Und tatsächlich spiegeln *viele, aber nicht alle* semantischen Fehler diese Ordnungsstruktur wider.

Gehen wir einmal von dieser hierarchischen Gliederung aus, dann lassen sich beim Benennen folgende Fehlertypen postulieren: Eine mangelnde Aktivierung *aller spezifizierenden* semantischen Merkmale führt zur Aktivierung des Oberbegriffs, sofern nicht schon auf dieser Stufe eine falsche Wahl getroffen wurde.

Beispiel: „Rose" – Antwort „Blume"/„Pflanze"

Werden weitere Merkmale aktiviert, ohne jedoch *das entscheidende* Merkmal zu treffen, kommt es zu Verwechslungen von Kohyponymen.

Beispiel: „Rose" – Antwort „Tulpe"/„Nelke"

Die Verwechslung von Kohyponymen ist auch einer der häufigsten Fehler beim Verstehen von Wörtern. Demgegenüber sind beispielsweise die Kategoriengrenzen sehr oft erhalten, obwohl manchmal die Kategoriennamen *(Oberbegriffe)* auditiv erschwert aktivierbar sind.

Primär bei sprachlich-produktiven Aufgaben können manchmal nur *einige* semantische Merkmale aktiviert werden. Dann sind sehr unterschiedliche Fehler zu sehen, die aber alle einen erkennbaren Bezug zum Zielwort aufweisen.

Beispiel: „Eis" – Antwort „kalt"/„Brille" – Antwort „lesen"/„Kaffee" – Antwort „Frühstück"

Auch scheinbar entlegene semantische Paraphasien können dadurch entstehen, daß über *ein wichtiges semantisches* Merkmal Lexeme (Wortformen) aktiviert werden, die mit dem Zielwort weder direkt semantisch noch formal verwandt sind.

Beispiel: „Ameise" – Antwort „Krabbe" (vermittelt über „krabbeln")
Derartige Fehler beobachten wir besonders häufig beim Benennen und beim lauten Lesen. Daß möglicherweise beim Benennen auch nonverbale Kategorisierungen gestört sein können, *obwohl keine Agnosie* vorliegt, läßt sich aus einigen Studien ableiten. Da dieses Problem zur Zeit noch nicht eindeutig gelöst ist, möchte ich hier nur auf einige Literaturbeispiele verweisen (vgl. z. B. Klingenberg u. Mitarb. 1990; Schmidt-Heikenfeld 1987). Aktivierungsstörungen im semantischen Lexikon können auch ganz generell solche Merkmale wie „konkret" – „abstrakt" betreffen, wobei üblicherweise Abstrakta stärker als konkrete Wörter betroffen sind.

Und wenn man sich an die Diskussion über das „Lemma" (Kap. 1) erinnert, ist auch vorstellbar, daß semantische Merkmale in Verbindung mit den verschiedenen *Wortarten* unterschiedlich gut aktiviert werden können.

Hierzu gibt es einige Studien, die den Unterschied beim Benennen von Gegenständen und Handlungen betreffen (vgl. für einen Überblick: Berndt u. Mitarb. 1997; Kremin u. Basso 1993).

3.10 Fehlleistungen bei der Verarbeitung flektierter, abgeleiteter und zusammengesetzter Wörter

Wir haben eingangs erwähnt, daß das klassische Logogenmodell für die Verarbeitung monomorphematischer Wörter gedacht war. D. h., daß die Verarbeitung morphologischer Veränderungen eines Grundwortes wie z. B.
– Flexion oder Konjugation usw. („Häuser/schlief/besser")
– oder Ableitungen („häuslich/Schlaf/Verbesserung")
– oder Zusammensetzungen („Hausmann/Schlafmütze/Besserwisser") als besonderes Problem diskutiert werden muß.
(S. hierzu z. B. Badecker u. Mitarb. 1991 und den Literaturüberblick in Cholewa 1993).

Fehler bei der Flexion bzw. bei abgeleiteten Wörtern fallen insbesondere bei schriftsprachlichen Leistungen auf, wenn beispielsweise das Lesen/Schreiben isolierter Wortformen verlangt wird. So wird z. B. beim Lesen flektierter oder abgeleiteter Wörter häufig die Grundform produziert.

Beispiel: „Häuser – Haus"/„häuslich – Haus" – „Schlaf – schlafen"/„besser – gut".
Diese Leistung zeigt, daß die *Bedeutung* erkannt wurde (korrekte Aktivierung im semantischen Lexikon), daß jedoch formale Elemente nicht verarbeitet werden können (vgl. auch De Bleser u. Mitarb. 1987).

Aber auch bei der Sprachproduktion zeigen sich Besonderheiten. Dies trifft bei isoliertem Abruf vornehmlich die Ableitungen und Zusammensetzungen.

Bei häufig gebrauchten Ableitungen wie z. B. Berufsbezeichnungen („Lehrer"/„Bäcker") oder auch bei häufig gebrauchten zusammengesetzten Wörtern („Schreibmaschine"/„Kaufmann") kann man sich durchaus einen ganzheitlichen Abruf vorstellen. Ein ganzheitlicher Abruf scheint jedoch eher die Ausnahme zu sein. Für die weitere Argumentation ist es daher wichtig, sich die möglichen „Baupläne" für zusammengesetzte Wörter vor Augen zu halten. So gibt es z. B. unterschiedliche Zusammensetzungen, bei denen *ein* Teil gleich bleibt: „Backofen/Backblech/Backpulver/ Backform". Oder es gibt Zusammensetzungen aus unterschiedlichen Wortarten: „Brennholz/Unterholz/Hartholz/Möbelholz".

Und zu guter Letzt gibt es auch umkehrbare Zusammensetzungen: „Bierfaß – Faßbier/Holzmöbel – Möbelholz/Hausschuh – Schuhhaus".

Bei diesen unterschiedlichen Möglichkeiten der Zusammensetzung gibt es allerdings auch etwas Gemeinsames: der semantische „Kern" steckt immer im zweiten Teil. Der erste Teil erlaubt eine Spezifizierung: „*Haus*schuh, *Roll*schuh, *Berg*schuh".

Wir können uns daher vorstellen, daß beim Abruf zusammengesetzter Wörter kompliziertere Prozesse ablaufen, als dies bei monomorphematischen Wörtern der Fall ist.

Fehlerbeispiele, die insbesondere die *Reihenfolge* („Schuhrollen statt Rollschuh") betreffen, geben einen Hinweis darauf, daß die eigentliche „Bastelarbeit" vermutlich im phonologischen Ausgangslexikon stattfindet, da dort die Wortformen abgerufen werden. Ein weiterer Hinweis auf die Trennung von semantischen und formalen Aspekten sind Fehler, in denen die Reihenfolge der Grundwörter vertauscht wurde, wobei aber gleichzeitig formale Bildungsmittel an der korrekten Stelle stehen wie etwa „Spielplatter" statt „Plattenspieler".

Daß auch bei Zusammensetzungen zuerst die semantischen Aspekte des Grundwortes aktiviert werden, zeigt das Beispiel einer Wortzusammensetzung mit „übertragener" Bedeutung. Es soll ein „Fingerhut" benannt werden. Erste Annäherung an das Zielwort war „Kopf" und dies, obwohl als Hilfe auf einen realen Finger gezeigt wurde!

Selbstverständlich können auch Fehlerketten entstehen, die zu semantischen Neologismen führen.

Beispiel: „Hosenpumpe" statt „Rock"

Das Bild stellte einen klassischen „Faltenrock" (also ein zusammengesetztes Wort!) dar. Die Fehlerentstehung läßt sich eventuell durch eine „Kettenreaktion" erklären: Ausgangspunkt ist eine semantische Paraphasie, nämlich „Hose" anstelle von „Rock". Vermutlich wurde dann die Zusammensetzung „Pumphose" angestrebt, wobei in einem letzten Schritt die Zusammenfügung mißlang.

Weitere Hinweise auf Zusammensetzungen *nach* Durchlaufen der semantischen Verarbeitung liefern *Beispiele* wie:

„Die Tenöre haben gesungen wie die *Gallenblasen*." Dieser Fehler wurde sofort erkannt und verbessert: „Sie haben gesungen wie die *Nachtigallen*."

(Zur Untersuchung des Abrufs von Komposita vgl. Blanken, im Druck).

Nun noch einige Anmerkungen zu Ableitungen.

Bei sehr schwer gestörten Patienten mit Wernicke-Aphasie findet man manchmal Neologismen, deren semantischer Kern nicht mehr erkennbar ist, obwohl mit tatsächlich existierenden „Versatzstücken" aus dem Lexikon gearbeitet wird. Auffallend ist dabei auch, daß diese Neologismen häufig gebrauchte *Suffixe* oder *Affixe* aufweisen.

Neologismen dieser Art wurden von Leischner (1980) als „Suffixparaphasien" bezeichnet.

Beispiele: „Gefrohigkeit/Teiligkeit/Gutvatigkeit/Beseitigkeit"

Fehler dieser Art verweisen darauf,
– daß die Verarbeitung von Wortbildungsmitteln getrennt von der Semantik ablaufen kann (vgl. hierzu Ellis u. Young 1991, S. 147 f.) und
– daß bei massiven Störungen auch die Regeln für mögliche Ableitungen nicht mehr eingehalten werden.

An derartige Regelverletzungen werden wir uns vielleicht immer mehr gewöhnen, da auch die Reklame Verstöße nicht mehr als anstößig, sondern mehr als Anstoß empfindet!

Also kaufen wir ein Produkt, das „unkaputtbar" ist ...

Dieser Überblick konnte hoffentlich deutlich machen, daß wir anhand eines einfachen Prozeßmodells Hypothesen über den *funktionalen Ort* bei Störungen des Wortabrufs aufstellen können. Gleichzeitig wird aber auch deutlich, daß wir nach der Anwendung des Aachener Aphasie Tests noch eine Reihe von Zusatzuntersuchungen brauchen, um die optimale Therapie für die Produktion oder das Verstehen von Wörtern festzulegen.

Da das vorgestellte Modell ausschließlich *monomorphematische* Wörter berücksichtigt, müssen wir uns bei Fehlern mit zusammengesetzten, abgeleiteten oder flektierten Wörtern auf Fehlerquellen einrichten, die bisher nicht berücksichtigt wurden. Auch für diese Fehler brauchen wir spezielle Untersuchungen. Welche Untersuchungsmöglichkeiten bisher existieren, wird im nächsten Kapitel ausführlich besprochen.

4 Untersuchungsmöglichkeiten

Mit welchen Aufgaben können wir nun untersuchen, ob Verarbeitungsrouten bzw. „Lexika" intakt oder gestört sind? Diese Frage kann jetzt leider noch nicht mit einem Verweis auf umfassendes und käufliches Testmaterial in deutscher Sprache beantwortet werden. Allerdings ist eine sehr ausführliche Untersuchungsserie in Vorbereitung, die in diesem Kapitel auch schon besprochen werden soll (Stadie u. Mitarb.: Das neurolinguistische Expertensystem LeMo, Neurolinguistik 8, 1–27, 1994). Eine umfangreiche Materialsammlung zur Untersuchung des auditiven und visuellen Sprachverständnisses wurde 1996 von Blanken herausgegeben.

Als Vergleich von mündlicher und schriftlicher Wortverarbeitung eignet sich auch die „Freiburger Funktionenvergleichsprüfung" (Blanken u. Mitarb. 1988).

Bisher wurde nur im englischen Sprachraum eine ausführliche Testbatterie veröffentlicht, die auf einem seriellen Modell basiert. Dieser Test ist unter dem Namen PALPA inzwischen auch in Deutschland bekannt geworden (Kay u. Mitarb.: **P**sycholinguistic **A**ssessments of **L**anguage **P**rocessing in **A**phasia, 1992). Ferner gibt es auch eine ganze Reihe von Einzelfall- und Gruppenstudien, die individuelle Testserien auf der Basis von Wortverarbeitungsmodellen benützen (vgl. Kap. 5).

Die ausgewählten Testbatterien und die Untersuchungsbeispiele in Kap. 5 sollen das „strategische Vorgehen" demonstrieren. Gleichzeitig soll jedoch anhand dieser Untersuchungsbeispiele auch deutlich werden, wie jeder Therapeut aus dem *eigenen* Material diagnostisch sinnvolle Aufgaben zusammenstellen kann (vgl. auch Kap. 7).

Zur Einführung werden Aufgaben des PALPA und ihr Bezug zu den verschiedenen Routen bzw. Speichern kurz beschrieben.

Selbstverständlich läßt sich diese englische Testserie nicht ohne weiteres ins Deutsche transformieren, da beide Sprachen insbesondere hinsichtlich der Schriftsprache und der Morphologie große Unterschiede aufweisen.

Aber trotzdem kann man an PALPA gut veranschaulichen, wie Aufgabenkonstruktionen aussehen können.

Ausschnitte aus dieser Testbatterie möchte ich auch deshalb kurz beschreiben, weil in der angelsächsischen Literatur zunehmend auf PALPA Bezug genommen wird. Wer sich eingehender mit PALPA beschäftigen möchte, sei auf Kay u. Mitarb. (1996), Basso (1996), Ferguson (1996) und die ausführliche, kritische Diskussion im „Clinical Forum", Aphasiology 10 (1996) verwiesen.

Bei der Durchsicht der Aufgaben ist es zweckmäßig, das Wortverarbeitungsmodell (s. Umschlagseite) gleichzeitig vor Augen zu haben!

4.1 Aufgaben des PALPA

Die Aufgaben des PALPA sollen folgende Bereiche der Sprachverarbeitung abtesten:
- auditive Sprachverarbeitung,
- Bild- und Wort-Semantik,
- Lesen und Schreiben („Spelling"),
- Satzverständnis.

Da anhand des PALPA eine möglichst umfassende Information über die Wort- und Satzverarbeitung in den unterschiedlichen Modalitäten entstehen soll, ist die gesamte Testbatterie sehr umfangreich. Allerdings legen die Autoren Wert darauf, dem Benutzer auf der Basis des Wortverarbeitungsmodells sinnvolle Verknüpfungen von Untertests vorzuschlagen. Wie diese Testverknüpfungen aussehen können, wird ebenfalls an einigen Beispielen gezeigt.

Aufgrund des schon erwähnten Umfangs der Testbatterie können hier nur exemplarisch ausgewählte Aufgaben der einzelnen Verarbeitungsmodi vorgestellt werden.

Da unser Thema die (isolierte) Wortverarbeitung ist, werden Aufgaben zur Satzverarbeitung gänzlich ausgeklammert.

Die Auflistung der Untertests beinhaltet auch keine Hierarchie.

4.1.1 Auditive Verarbeitung

Dieser Testteil untersucht, auf welchen Ebenen bzw. auf welchen Routen ein auditiver Stimulus verarbeitet werden kann. Hierbei werden auch das Nachsprechen und die Schriftsprache einbezogen.

Es werden unterschiedliche linguistische (bzw. psycholinguistische) Variablen berücksichtigt wie z. B. Frequenz, Bildhaftigkeit, Wortart, morphologische Aspekte oder Wortlänge. Ferner umfaßt die Aufgabenserie auch die Analyse eines auditiven Inputs *vor* jeder lexikalischen Entscheidung. Im Vordergrund stehen Phonologie und auditives Eingangslexikon.

Hier einige *Beispiele*:

Unterscheiden von Minimalpaaren bei Pseudowörtern (Erkennen von Phonemunterschieden)

Die Aufgabe verlangt eine Beurteilung, ob zwei vorgesprochene Phonemfolgen identisch oder verschieden sind. Diese Analyse muß zwangsläufig ohne Beteiligung des auditiven Lexikons durchgeführt werden.

Unterscheiden von Minimalpaaren bei Wörtern

Bei dieser Aufgabe muß beurteilt werden, ob ein vorgesprochenes Wortpaar identisch oder verschieden ist. Die phonematischen Unterschiede der Minimalpaare werden dabei systematisch nach Art und Position im Wort variiert.

Diese Aufgabe kann ohne Beteiligung der Semantik korrekt gelöst werden.

Unterscheiden von Minimalpaaren mit schriftlicher Vorgabe der Zielitems

Das vorgesprochene Wort muß aus einem geschriebenen Wortpaar herausgesucht werden.

Diese Aufgabe kann als Beispiel für mögliche Verknüpfungen herangezogen werden: So muß z. B. vor der Durchführung geklärt sein, ob visuelle Lesefehler vorkommen. Wenn der Patient bei der eigentlichen Testaufgabe versagt, wird empfohlen, Aufgaben zur auditiven Analyse (s. o.) durchzuführen. Weiter soll auch geprüft werden, ob die Unterscheidung vorgesprochener Minimalpaare bei der Vorgabe von Bildern besser gelingt als bei der Vorgabe geschriebener Wörter. Daher soll folgende Aufgabe eingesetzt werden:

Unterscheiden von Minimalpaaren bei Bildvorgabe

Um zu beurteilen, ob das auditive Eingangslexikon aktiviert werden kann, dient die Aufgabenserie:

Auditive lexikalische Entscheidung zwischen „Wort oder Pseudowort"

Konstruktionsvariablen sind hierbei Häufigkeit/Bildhaftigkeit der Stimuluswörter. Eine weitere Variante berücksichtigt morphologische Endungen.

Beim Nachsprechen, das naturgemäß zunächst eine auditive Verarbeitung voraussetzt, werden neben der Wortlänge ebenfalls semantische, syntaktische bzw. morphologische Variablen berücksichtigt.

Weitere Aufgaben des PALPA zur auditiven Verarbeitung sind

Reimurteile bei Bildvorgabe/bzw. bei Vorgabe geschriebener Wörter

Eine derartige Aufgabe verlangt die phonologische Analyse eines vorgesprochenen Wortes. Bei schriftlicher Wortauswahl muß jedoch zusätzlich das orthographische Eingangslexikon aktiviert werden. Dies kann für das Englische wegen der vielen „irregulären" Schreibweisen zu besonderen Problemen führen, die im Deutschen nicht zu sehen sind.

Eine weitere Aufgabenserie zur phonologischen Analyse vorgesprochener Wörter verlangt die

Herauslösung des ersten oder des letzten Lautes

Kann ein Wort nur ganzheitlich verarbeitet werden, mißlingt diese Aufgabe. Dies hat jedoch sofort Konsequenzen für den Wiederaufbau des Schreibens.

4.1.2 Überprüfung der Semantik

Auch hier werden unterschiedliche Modalitäten berücksichtigt, da das semantische System mit allen Eingangs- und Ausgangslexika verbunden ist.

Typische Aufgaben sind z. B.:

Zuordnungen von gesprochenen/geschriebenen Wörtern zu einem entsprechenden Bild

Es werden jeweils 5 Bilder angeboten. Durch verschieden konstruierte Ablenker werden Untergruppen von Aufgaben gebildet. Die Ablenker sind nach folgenden Kriterien ausgewählt:

– eine enge semantische Relation (z. B. „Käfer – Schmetterling");
– eine eher weite semantische Verwandtschaft (z. B. „Hund – Katze");
– eine sowohl semantische als auch visuelle Beziehung zum Zielbild (z. B. „Hund – Katze");
– eine rein visuelle Ähnlichkeit (z. B. „Schlange – Schlauch");
– ein Ablenker ohne jede Relation zum Zielbild (z. B. „Gürtel – Standuhr").

Ablenker mit visueller Ähnlichkeit und Ablenker ohne Beziehung zum Zielbild haben bei einer Untergruppe von Aufgaben eine enge semantische Verwandtschaft (z. B. Zielitem „Gürtel", visueller Ablenker „Armbanduhr", dazu semantisch verwandter Ablenker „Standuhr"). Diese Aufgabenkonstruktion erlaubt Hypothesen darüber, ob die semantische Verarbeitung durch visuelle Faktoren beeinflußt wird, obwohl keine Agnosie vorliegt. Ferner läßt sich feststellen, ob nur die semantische Differenzierung bei Kohyponymen (z. B. „Hund – Katze") betroffen ist oder ob schon auf einer anderen Kategorisierungsebene (z. B. „Säugetier – Beuteltier") Schwierigkeiten auftreten. Da diese Aufgabengruppe sowohl mündlich als auch schriftlich durchgeführt wird, lassen sich hier leicht modalitätsspezifische Unterschiede feststellen. Die semantische Verarbeitung wird auch *ohne* Bildmaterial überprüft. So z. B. durch

Erkennen von Synonymen bei mündlicher bzw. schriftlicher Darbietung

Bei einem vorgesprochenen/geschriebenen Wortpaar soll die enge semantische Verwandtschaft erkannt werden („Ja-nein"-Entscheidungen). Das Stimulusmaterial wurde nach Frequenz, Konkretheit (Abbildbarkeit) und Abstraktheit variiert. Leistungsunterschiede bei diesen Variablen zeigen, welche Bereiche des Lexikons noch aktiviert werden können. Vergleichbare Fehler bei mündlichen und schriftlichen Aufgaben deuten auf eine zentrale semantische Störung. Diese Aufgaben können aber auch modalitätsspezifische Verarbeitungsprobleme demonstrieren (s. o.), wobei die englische Orthographie jedoch als Zusatzproblem berücksichtigt werden muß.

Da an der Organisation unseres mentalen Lexikons neben rein sprachlich-strukturellen Ordnungsprinzipien auch Assoziationen zwischen Begriffen beteiligt sind (vgl. Kap. 1), wird auch diese Beziehung zwischen Wörtern überprüft. Der Patient hat die Aufgabe, zu einem geschriebenen Wort aus 4 weiteren Wörtern das Wort auszuwählen, das eine enge Verwandtschaft zu einem vorgegebenen Stimulus besitzt (z. B. „Schüler – Lehrer oder Student").

Das Testmaterial besteht aus schriftlich vorgegebenen Wörtern. Die Aufgaben sind nach Häufigkeit, Bildhaftigkeit kontrolliert. Eine weitere Aufgabenserie untersucht mündliches/schriftliches Benennen.

Mit dem *gleichen* Stimulusmaterial werden auch Nachsprechen, lautes Lesen und Diktatschreiben untersucht. Daher ist das Bildmaterial nicht nur nach semantischen Kriterien zusammengestellt. Es werden darüber hinaus noch weitere Variablen wie z. B. Frequenz, Wortlänge, Buchstabenzahl oder reguläre/irreguläre Schreibweise berücksichtigt. Diese Aufgabenserie geht zwar über das Abprüfen der semantischen Verarbeitung hinaus, denn lautes Lesen, Nachsprechen oder Diktatschreiben ist ohne Beteiligung des semantischen Systems möglich (vgl. Kap. 2). Aber es lassen sich durch den Vergleich der verschiedenen Modalitäten bei der Verarbeitung eines identischen Stimulus eindeutigere Aussagen über *Verarbeitungswege* und *Aktivierung von Lexika* treffen.

Die Aufgabenkonstruktion erlaubt aber auch, *innerhalb* einer einzigen Modalität (z. B. Benennen von Bildern) den Einfluß verschiedener Variablen (sprachsystematisch als auch gebrauchsbezogen) zu differenzieren.

4.1.3 Lesen und Schreiben von Wörtern

Da die englische Orthographie ein besonderes Problem darstellt, werden hier nur solche Aufgaben besprochen, die auf das Deutsche übertragbar sind. Ferner sollten wir uns auch daran erinnern, daß das mentale „Lexikon" im Mittelpunkt unserer Überlegungen steht. „Schriftsprache" ist daher nicht unser zentrales Thema. In der Therapie wird jedoch häufig die Schriftsprache als Umweg oder zur Aktivierung mündlicher Äußerungen eingesetzt. Es ist daher notwendig, anhand von Basisleistungen zu überprüfen, *ob* und *wie* Schrift zur Aktivierung des mentalen Lexikons verwendet werden kann.

PALPA untersucht in einem ersten Schritt die generelle Verarbeitung von Buchstaben. Überprüft werden sowohl das visuelle Graphemkonzept als auch die Graphem-Phonem-Konversion bzw. die Zuordnung von Phonemen zu Graphemen. Die einzelnen Untertests überprüfen z. B.

– Unterscheidung bzw. Erkennung spiegelbildlicher/gedrehter Buchstaben. Diese Unterscheidung verlangt sowohl eine korrekte visuelle Analyse als auch ein intaktes Graphemkonzept. D. h., nur dann können Buchstaben unabhängig von ihrer Lage im Raum korrekt erkannt werden.
– Zuordnung von Groß- und Kleinbuchstaben. Auch diese Aufgabe verlangt ein intaktes Graphemkonzept.
– Zeigen vorgesprochener Buchstaben/Lesen von Einzelbuchstaben. Hier wird die Phonem-Graphem- bzw. Graphem-Phonem-Konversion überprüft.

Da Wörter aus Buchstaben*sequenzen* bestehen, wird die korrekte *Verarbeitung von Buchstabenfolgen* sowohl anhand von Wörtern als auch anhand von Pseudowörtern überprüft. Alle Wörter/Pseudowörter enthalten fünf Buchstaben. D. h., die Wortlänge ist für alle Bedingungen gleich. Damit sollen Wortlängeneffekte ausgeschaltet werden. Der Patient soll beurteilen:

– Sind zwei schriftlich vorgegebene Wörter bzw. Pseudowörter gleich oder verschieden?

Der eine Teil des Paares wird in Großbuchstaben geschrieben, der andere Teil nur in Kleinbuchstaben. Ungleiche Paare unterscheiden sich nur in einem einzigen Buchstaben.

Zur Illustration ein deutsches Beispiel:
Wörter: „Kante – KARTE"/Pseudowörter: „PRIBEL – Prifel"
Bei Pseudowörtern spielt in diesem Untertest die Aussprechbarkeit keine Rolle.

Dieser Untertest kann allerdings nur dann durchgeführt werden, wenn die Zuordnung von Groß- zu Kleinbuchstaben gelingt.

Ein Vergleich von Buchstabenfolgen hat zunächst nichts mit dem Lexikon zu tun. Soll jedoch beispielsweise die Schriftsprache als visuelle Kontrolle bei der Behandlung phonematischer Störungen eingesetzt werden, muß man über die Verarbeitung von Buchstaben/Buchstabensequenzen Bescheid wissen.

Ein weiterer Testteil befaßt sich mit der Unterscheidung von Wörtern und Pseudowörtern. In einem ersten Untertest werden reale Wörter und unaussprechbare Neukonstruktionen angeboten. Diese Aufgabe verlangt Erkennen „illegaler" Buchstabenfolgen.

Zur Illustration ein deutsches *Beispiel*:
„Schuh – Stuhl – Hlulh"
Dieser Untertest kann auch schon durchgeführt werden, wenn die Verarbeitung von Wörtern gestört ist. Er gibt Aufschluß darüber, ob „legale" Buchstabenfolgen von „illegalen" Buchstabenfolgen unterschieden werden können. Bei Patienten mit Störungen des Instruktionsverständnisses kann man diesen Untertest aber auch dazu verwenden, um die Aufgabe „Unterscheiden von Wörtern und Pseudowörtern" zu erklären und einzuüben.

Die weiteren Aufgaben zur lexikalischen Entscheidung sind nach unterschiedlichen linguistischen/psycholinguistischen Kriterien konstruiert. Solche Kriterien sind z. B. Bildhaftigkeit/Häufigkeit/morphologische Endungen/Regularität.

Es folgt noch eine Reihe von Aufgaben zum Lesen und Schreiben, die hier jedoch nicht weiter besprochen werden. Wer mehr über Aufgaben zur Untersuchung der

Schriftsprache wissen möchte, sei auf das schon erwähnte Buch von Reitz, 1994, verwiesen.

4.2 Die Aufgaben des LeMo (Lexikon-Morphologie)

Da dieser Test bisher noch nicht veröffentlicht worden ist, kann hier nur auf die publizierte Beschreibung des Testteils „Lexikon" Bezug genommen werden (s. Stadie u. Mitarb. 1994).

Abgesehen von einigen Untertests zur Schriftsprache berücksichtigt der Testteil „Lexikon" ausschließlich die Verarbeitung von Nomina. Alle verwendeten Wörter bestehen nur aus einem einzigen Morphem, d. h., Ableitungen oder Zusammensetzungen kommen in diesem Testteil nicht vor. „Pseudowörter" wurden anhand real existierender Wörter konstruiert.

Bei der Auswahl des Wortmaterials wurden Parameter wie z. B. phonologische Struktur, Frequenz, Konkretheit, Regelmäßigkeit oder Irregularität in der Phonem-Graphem-Korrespondenz systematisch kontrolliert.

Der Testteil „Lexikon" besteht aus insgesamt 33 Aufgaben. Überprüft werden:
- auditive Verarbeitung von Wörtern und Pseudowörtern,
- visuelle Verarbeitung von Wörtern und Pseudowörtern (lexikalische Entscheidungen/Lesesinnverständnis),
- lautes Lesen von Wörtern (Nomina, Adjektive, Funktionswörter) und Pseudowörtern,
- Schreiben nach Diktat (Material s. lautes Lesen),
- Nachsprechen,
- mündliches und schriftliches Benennen.

Bei der nachfolgenden Beschreibung werden zwar alle Aufgaben erwähnt, jedoch nicht ausführlich diskutiert. Nur diejenigen Aufgaben, die für „Einsteiger" im Umgang mit unserem Wortverarbeitungsmodell möglicherweise schwer zu interpretieren sind, werden ausführlicher besprochen. Wie bei der Beschreibung des PALPA sollte das Modell (s. Umschlagseite) sichtbar vor Augen sein.

4.2.1 Aufgaben und Ziele der Aufgaben

Der Übersichtlichkeit halber werden die Aufgaben nach den oben angesprochenen Verarbeitungsmodalitäten gruppiert. Die hier vorgenommene Auflistung der Aufgaben entspricht daher nicht der Reihenfolge, die Stadie u. Mitarb. (1994) in ihrem Übersichtsartikel gewählt haben. Die Zahlen in Klammern verweisen auf die Aufgabennummern des zugrunde gelegten Artikels.

4.2.1.1 Auditive Verarbeitung von Wörtern und Pseudowörtern

(1) Auditives Diskriminieren von Neologismen

Erkennen, ob zwei vorgesprochene Neologismen gleich oder ungleich sind. Ziel: Überprüfung der prälexikalischen auditiven Analyse. Die Konstruktion der (einsilbigen) Neologismen wurde systematisch variiert, d. h., die Unterschiede betreffen das

Initial oder den Auslaut, oder aber es handelt sich um sogenannte Metathesen (z. B. me:k – ke:m). Bei Leistungsunterschieden bezüglich der einzelnen Positionen (z. B. Anlaut versus Auslaut) muß eine Störung im auditiven Arbeitsspeicher angenommen werden. Dies gilt insbesondere dann, wenn Fehlentscheidungen gehäuft bei Metathesen vorkommen. Gibt es keine solche Fehlersystematik, ist eine Beeinträchtigung bei der Identifizierung der einzelnen Phoneme anzunehmen.

(2) Auditives Diskriminieren von Wörtern

Analog zu (1) wird eine Entscheidung über gleich – ungleich bei zwei vorgesprochenen Wörtern verlangt. Werden Wörter besser als Pseudowörter unterschieden, ist dies ein Hinweis, daß die auditive Analyse nur mit Beteiligung des auditiven Eingangslexikons geleistet wird.

(5) Lexikalisches Entscheiden (Wörter versus Neologismen)

Bei dieser Wort-Pseudowort-Entscheidungsaufgabe wird die Funktion des phonologischen Eingangslexikons überprüft. Das angebotene Wortmaterial wurde nach Häufigkeit kontrolliert, da auch bei gesunden Versuchspersonen die Worthäufigkeit einen Einfluß auf die Entscheidungsgeschwindigkeit hat. Liegt eine Störung im phonologischen Eingangslexikon vor, so ist zu erwarten, daß nur noch sehr häufige Wörter als Wörter erkannt werden.

(23) Wort-Bild-Zuordnen

Das Zielbild soll aus einem Set von vier Bildern ausgewählt werden. Ablenker sind entweder assoziativ oder klassifikatorisch mit dem Ziel verbunden. Dies ist eine der „klassischen" Aufgaben zum Wortverständnis.

(25) Unterscheiden zwischen Synonymen und semantisch unrelationierten Wörtern

Es soll beurteilt werden, ob zwei vorgesprochene Wörter (z. B. „Chef – Boss") semantisch verwandt sind. Die unrelationierten Wörter stehen in keiner Beziehung zueinander (z. B. „Chef – Couch").
   Diese Aufgabe verlangt sowohl die Funktionsfähigkeit des phonologischen Eingangslexikons als auch den intakten Zugriff auf das semantische System.

(27) Unterscheiden zwischen Synonymen und semantisch verwandten Wörtern

Es soll erkannt werden, daß z. B. „Agent – Spion" Synonyme sind. Die Aufgabe ist dadurch erschwert, daß die Ablenker in semantischer Beziehung zum Stimuluswort stehen, jedoch nicht synonym sind (z. B. „Agent – Justiz"). Bei dieser Aufgabe wird die Differenzierungsfähigkeit innerhalb des semantischen Systems überprüft.

4.2.1.2 Visuelle Verarbeitung von Wörtern und Pseudowörtern

(3) Visuelles Diskriminieren von Neologismen

Auch hier wird eine Entscheidung gleich – ungleich verlangt. Die Stimuli sind systematisch nach Position des unterscheidenden Graphems variiert. Ziel ist die Überprüfung der visuellen Analyse von Graphemfolgen. (Hierbei ist zu beachten, daß die Analyse von Graphemfolgen gestört sein kann, obwohl die visuelle Analyse von Gegenständen/geometrischen Formen/Zahlenfolgen intakt ist.)

(4) Visuelles Diskriminieren von Wörtern

Die Position der unterscheidenden Grapheme wurde systematisch variiert. Eine bessere Diskriminierung von Wörtern im Vergleich zu Pseudowörtern zeigt, daß die visuelle Analyse durch das visuelle (orthographische) Eingangslexikon unterstützt wird.

(6) Visuelles lexikalisches Entscheiden (a)

Das Stimulusmaterial besteht aus den Wörtern bzw. Neologismen, die auch bei der analogen auditiven Aufgabe eingesetzt werden. Die Aufgabe überprüft das orthographische Eingangslexikon, in dem geschriebene Wortformen repräsentiert sind. Bei leichten Störungen ist ein Häufigkeitseffekt zu erwarten.

(7) Visuelles lexikalisches Entscheiden (b)

Das Stimulusmaterial besteht aus Wörtern und „pseudohomophonen" Neologismen. Diese Neologismen sind dadurch charakterisiert, daß sie beim Vorlesen ein korrektes Wort ergeben würden. Für solche Neologismen finden sich im Test zwei Varianten: orthographisch mögliche, aber nicht existierende Schreibungen wie z. B. /Schwahn/ und aussprechbare, aber orthographisch inakzeptable Schreibungen wie z. B. /Schtein/ Kwark/. Es wird erwartet, daß bei intaktem visuellem (orthographischem) Eingangslexikon alle Neologismen erkannt werden. Darüber hinaus können orthographische Regelverstöße auch über die nichtlexikalische Route der Graphem-Phonem-Konversion entdeckt werden, da Buchstabenfolgen wie „Scht" oder „Kw" für die deutsche Schreibung unzulässig sind. Insgesamt ist dies eine schwierige Aufgabe, da auch gesunde Versuchspersonen sehr lange Zeiten für ihre Entscheidungen benötigten.

(15) Graphematische Neologismen

Hier sollte die Versuchsperson entscheiden, ob ein geschriebener Neologismus ein Wort sein könnte oder nicht. Das Stimulusmaterial besteht aus echten Neologismen („Schwuhn") oder aber Pseudohomophonen („Schwaan"). Da beide Buchstabenfolgen nicht im visuellen (orthographischen) Eingangslexikon enthalten sind, muß zur Lösung dieser Aufgabe das phonologische Ausgangslexikon aktiviert werden. Dies geschieht über die Route der nichtlexikalischen Graphem-Phonem-Konversion. Diese Route muß deshalb gewählt werden, weil Neologismen keine Lexikoneinheiten sind (vgl. Kap. 2). Diese Aufgabe ist schwierig durchzuführen, weil eine Vielzahl der Patienten schon an mangelndem Instruktionsverständnis scheitert.

(24) Visuelles Wort-Bild-Zuordnen (a)

Analog zum auditiven Wort-Bild-Zuordnen muß hier ein visuell vorgegebenes Wort einem Bild zugeordnet werden (Auswahlmenge vier Bilder). Überprüft wird die Funktionsfähigkeit des visuellen (orthographischen) Eingangslexikons sowie die Verbindung zwischen Eingangslexikon und semantischem System. Die Konstruktion der Stimulusbilder (z. B. Ablenker mit großer semantischer Verwandtschaft zum Zielbild) erlaubt ferner, die semantische Differenzierung zu überprüfen.

(29) Visuelles Wort-Bild-Zuordnen (b)

Bei dieser Aufgabe werden gleichklingende (homophone), aber ungleich geschriebene Wörter verwendet. Die gleichklingenden Wörter haben unterschiedliche Bedeutung (z. B. „Lied – Lid"). Ein anderes Beispiel ist etwa „Moor – Mohr". Der Patient bekommt *eines* dieser beiden Wörter angeboten. Dieses Wort muß dem entsprechenden Zielbild (Darstellung der anderen Variante) zugeordnet werden.

(26) Visuelles Entscheiden: Synonyme versus semantisch verwandte Wörter

Der Patient soll entscheiden, ob zwei geschriebene Wörter Synonyme sind. Als Ablenker werden semantisch verwandte Wörter dargeboten (vgl. Nr. 27). Die Lösung der Aufgabe verlangt, daß sowohl das orthographische Eingangslexikon als auch das semantische System intakt sind.

(28) Identifizieren von Synonymen

Die Stimuli bestehen aus vier schriftlich vorgegebenen Wörtern. Neben den Synonymen (z. B. „Herd – Ofen") gibt es einen semantischen Ablenker (z. B. „Pfanne") und einen Ablenker mit visuell/phonologischer Ähnlichkeit zu einem Wort des Synonympaares (z. B. „Obst").
Die Lösung dieser Aufgabe verlangt dreierlei:
– Das orthographische Eingangslexikon muß intakt sein (Wörter werden als „Wörter" erkannt);
– von diesem Eingangslexikon muß der Zugriff auf das semantische System möglich sein (den erkannten Wörtern werden Bedeutungen zugeordnet) und erst, wenn
– das semantische System in Ordnung ist (Differenzierung von Merkmalen bei semantisch ähnlichen Begriffen), kann die Aufgabe gelöst werden.
Der nächste Aufgabenkomplex behandelt:

4.2.1.3 Lautes Lesen von Wörtern und Pseudowörtern

(14) Lesen von Neologismen (Pseudowörtern)

Diese Aufgaben überprüfen die Graphem Phonem-Konversion (d. h. die Umsetzung von Buchstaben oder Buchstabenfolgen in Lautfolgen). Neologismen werden deshalb verwendet, weil sie weder über die Aktivierung des Lexikons noch durch die Aktivierung der Semantik gelesen werden können.
Zur Erinnerung: Wörter, die es nicht gibt, sind auch nicht in unserem mentalen Lexikon!
Patienten, die Neologismen (z. B. „Munsch") und regelmäßig geschriebene Wörter (z. B. „Mensch") besser lesen können als unregelmäßig geschriebene Wörter (z. B. „Teint" oder „Chef"), benützen die Route der Graphem-Phonem-Konversion. Es kommt jedoch auch vor, daß Pseudowörter, die echten Wörtern sehr ähnlich sind („Munsch – Mensch") als echte Wörter vorgelesen werden. Eine solche „Lexikalisierung" weist darauf hin, daß Störungen in der Graphem-Phonem-Konversion vorhanden sind. Werden bei erhaltener visueller Analyse Neologismen vorgelesen, die von dem Stimulus abweichen, können zwei Ursachen vorliegen: Entweder besteht eine Störung in der Graphem-Phonem-Konversion oder aber der phonologische Arbeitsspeicher ist gestört. Erfolgt überhaupt keine Reaktion, kann man eine Blockierung der Graphem-Phonem-Konversion annehmen.

(16) Lesen von regelmäßigen Wörtern

Als Stimulusmaterial werden Wörter mit einer regelmäßigen Graphem-Phonem-Korrespondenz verwendet. Diese Regelmäßigkeit haben z. B. Wörter wie „Rose, Tafel, Besen". Wörter wie z. B. „Ski oder Vieh oder Chor" sind dagegen „unregelmäßig". Die Schreibweise solcher Wörter muß im orthographischen Lexikon gespeichert werden.

Bei der Auswahl des Materials spielte darüber hinaus auch eine Rolle, wie häufig die Wörter *mündlich* oder *schriftlich* gebraucht werden.

Ein weiteres Auswahlprinzip für die Aufgabenkonstruktion war die Konkretheit/ Abstraktheit der Stimuluswörter. Es wird das gleiche Testmaterial verwendet wie bei (9), (5), (6).

Um die Leistungen korrekt interpretieren zu können, muß man folgendes berücksichtigen:

Wörter mit regelmäßiger Graphem-Phonem-Korrespondenz können über mehrere Routen gelesen werden, nämlich

a) über die Route, die Grapheme in Phoneme transponiert,

b) über das orthographische Lexikon (geschriebene Wortformen),

c) über die semantische Route.

Die Leseleistung in diesem Untertest muß daher sorgfältig mit Leistungen in anderen Testteilen verglichen werden.

Werden z. B. regelmäßige Wörter besser gelesen als Neologismen, die ebenfalls „regelmäßig" (z. B. „Tufel") konstruiert wurden, bevorzugt der Patient die Route über das Lexikon. Gibt es einen Abstraktheitseffekt oder semantische Paralexien beim lauten Lesen, verarbeitet der Patient die Wörter überwiegend über die semantische Verarbeitungsroute.

Bei leichten Beeinträchtigungen des orthographischen Eingangslexikons gibt es einen Frequenzeffekt. D. h., häufig gelesene Wörter können besser vorgelesen werden als Wörter, die man selten liest.

Dieser Frequenzeffekt macht sich allerdings auch bemerkbar, wenn die Verbindung von orthographischem Eingangslexikon zum phonologischen Ausgangslexikon nicht einwandfrei funktioniert.

Wenn die Häufigkeit *gesprochener* Wörter einen Einfluß auf die Leseleistung hat, kann man eine Beeinträchtigung des phonologischen Ausgangslexikons annehmen.

(17) Lesen von regelmäßigen und unregelmäßigen Wörtern

Hier soll speziell die lexikalische Route überprüft werden. Allerdings gibt es im Deutschen nur wenige Wortbeispiele, die durch eine Regularisierung zu Neologismen führen können. Daher sind z. B. Änderungen der Vokallänge (z. B. bei „Buch" oder „Bruch" oder Änderungen der Betonung (z. B. „Ho'tel"/„'Motel") so „nah" an der Zielform, daß Fehler über das phonologische Ausgangslexikon korrigiert werden.

In anderen Sprachen (z. B. englisch oder französisch) ist dies nicht der Fall. Daher sind Patienten gefunden worden, die z. B. unregelmäßige Wörter lesen konnten, Neologismen jedoch nicht. Bei diesen Patienten war nachweisbar die Route über das Lexikon intakt, nicht jedoch die Route der Graphem-Phonem-Konversion, die beim Lesen von Neologismen benötigt wird.

(18) Lesen intern: Reime finden

Aus vier schriftlich dargebotenen Wörtern sollen die beiden Wörter herausgefunden werden, die ein Reimpaar bilden. Die Ablenker haben zu einem der beiden Reimwörter eine phonologische Ähnlichkeit (z. B. „Mark – Sarg", Ablenker: „Mars/Saat"). Diese Aufgabe mutet zunächst sehr „künstlich" an. Anhand dieser Aufgabenstellung läßt sich jedoch überprüfen, ob Patienten, die nicht laut vorlesen können, intern eine phonologische Repräsentation gelesener Wörter entwickeln.

(19) Lesen von Nomina, Adjektiven und Funktionswörtern

Hier soll der sogenannte „Wortarteneffekt" überprüft werden, der sich in deutlichen Unterschieden bei der Leseleistung der verschiedenen Wortarten zeigt. Es werden die gleichen Beispiele wie in (13) verwendet, um auch modalitätsspezifische Unterschiede in der Verarbeitung der Wortarten zu untersuchen.

4.2.1.4 Schreiben nach Diktat

(22) Schreiben von Nomina, Adjektiven und Funktionswörtern

Es wird das gleiche Stimulusmaterial wie für das laute Lesen benützt (19). Ziel ist auch hier die Untersuchung eines möglichen Wortarteneffektes bzw. von modalitätsspezifischen Leistungsdifferenzen.

(21) Schreiben von regelmäßigen und unregelmäßigen Wörtern

Wörter mit regelmäßiger Phonem-Graphem-Korrespondenz können sowohl über die lexikalische Route (vom auditiven Eingangslexikon direkt zum graphematischen/orthographischen Ausgangslexikon) als auch über die Route der Phonem-Graphem-Konversion geschrieben werden.

Bei einer unregelmäßigen Phonem-Graphem-Konvertierung (z. B. unterschiedliche Schreibung der Vokallängen wie in „Schwan – Hahn") muß das graphematische (orthographische) Lexikon aktiviert werden. Ist die lexikalische Route als einzige verfügbar, aber trotzdem gestört, so ist ein Frequenzeffekt zu erwarten. Wenn ein Patient ausschließlich über die semantische Route schreibt, so können semantische Paragraphien auftauchen. Ferner sind auch bessere Schreibleistungen bei konkreten als bei abstrakten Wörtern zu erwarten. Bei ausschließlicher Verwendung der lexikalischen (semantischen) Route können keine Neologismen geschrieben werden.

(20) Schreiben von Neologismen

Hier wird die Route der Phonem-Graphem-Konversion überprüft, denn Neologismen haben keinen Eintrag im mentalen Lexikon. Bei der Schreibung müssen verschiedene orthographisch mögliche Varianten zugelassen werden.

Wird wegen einer Störung der direkten Phonem-Graphem-Konversion die Route über das Lexikon gewählt, so kommt es typischerweise zu echten Wörtern, die Klangähnlichkeiten mit den Neologismen aufweisen („Schwuhn" wird z. B. zu „Schuh"). Wird beim Schreiben ausschließlich die Route der Phonem-Graphem-Konversion benützt, werden Neologismen und regelmäßige Wörter besser geschrieben als unregelmäßige Wörter. Ist diese Route gänzlich blockiert, so können keine Neologismen geschrieben werden. Es kommt daher zu Nullreaktionen.

(33) Schreiben von homophonen (gleichklingenden) Wörtern mit unterschiedlicher Schreibweise

Es werden gleichklingende Wörter verwendet. Beim Diktat dieser Wörter werden Bilder vorgelegt, die eindeutige Entscheidungen erlauben (z. B. „Lid – Lied"). Für die korrekte Lösung muß das graphematische (orthographische) Ausgangslexikon aktiviert werden.

4.2.1.5 Nachsprechen

Es gibt insgesamt sechs Aufgaben zum Nachsprechen.

(9) Nachsprechen von Wörtern

Das Stimulusmaterial besteht aus einsilbigen Wörtern, die systematisch im Hinblick auf Frequenz und Konkretheit variiert wurden. Häufiges Auftreten von semantischen Paraphasien und bessere Leistungen bei konkreten als bei abstrakten Wörtern spricht für eine isolierte Verwendung der semantisch-lexikalischen Route. Diese Interpretation wird gestützt, wenn zusätzlich das Nachsprechen von Neologismen (8) gestört ist. Die Abwesenheit semantischer Paraphasien bei gleichzeitigen Frequenzeffekten deutet auf eine Nachsprechleistung über das auditive Eingangslexikon direkt zum phonologischen Ausgangslexikon (ohne Aktivierung der Semantik).

(13) Nachsprechen von Nomina, Adjektiven und Funktionswörtern

Diese Aufgabe soll einen möglichen Wortarteneffekt überprüfen. Um das Stimulusmaterial der verschiedenen Wortarten vergleichbar zu machen, wurden Wortlänge und phonologische Struktur der Stimuluswörter kontrolliert (z. B. „Nacht/nackt/nach"). Damit eventuelle Modalitätsunterschiede bei der Verarbeitung der verschiedenen Wortarten analysiert werden können, werden die gleichen Stimuli auch für das laute Lesen (19) und das Schreiben nach Diktat (22) verwendet. Inwieweit Frequenzunterschiede bei der Verarbeitung der verschiedenen Wortarten ebenfalls eine Rolle spielen, ist derzeit noch nicht geklärt.

(10) Nachsprechen von Fremdwörtern

Stimulusmaterial sind zweisilbige Wörter mit deutschem bzw. fremdem Wortakzent (z. B. „Tumor" – „Hu-'mor").

Dieser Testteil wurde in Analogie zum Schreiben (21)/Lesen (17) von unregelmäßigen Wörtern konzipiert. Laut Stadie u. Mitarb. wurden jedoch bisher noch keine Regularisierungen beim Nachsprechen beschrieben.

(8) Nachsprechen von Neologismen

Bei dieser Aufgabe wird die direkte Route vom auditiven Arbeitsspeicher (Eingang) zum phonologischen Arbeitsspeicher (Ausgang) überprüft, da Neologismen weder im auditiven Eingangslexikon noch im phonologischen Ausgangslexikon enthalten sind. Werden bei dieser Aufgabe überwiegend Neologismen produziert, die von den vorgegebenen Stimuli abweichen, besteht entweder eine Störung des auditiven oder aber des phonologischen Arbeitsspeichers. Werden Neologismen lexikalisiert (z. B. „Schwun" wird zu „Schwan"), zeigt dies eine Störung der direkten Verarbeitungsroute an.

(11) Nachsprechen mit umgekehrter Phonemfolge

Der Patient hat die Aufgabe, eine Lautfolge zu produzieren, die die gleichen Phoneme wie der Stimulus, jedoch in umgekehrter Reihenfolge enthält. Das Stimulusmaterial besteht je zur Hälfte aus Wörtern und Neologismen, die beim umgekehrten Nachsprechen zu folgenden Zielformen führen:

– Wörter, die beim rückwärts Nachsprechen ebenfalls ein Wort ergeben (z. B. „Fisch – Schiff").
– Wörter, die beim Nachsprechen in umgekehrter Lautfolge zum Neologismus werden (z. B. „Chor" – „Ro:k").
– Neologismen, die rückwärts nachgesprochen ein Wort bilden (z. B. „No:m" wird zu „Mohn").
– Neologismen, die rückwärts reproduziert ebenfalls einen Neologismus darstellen (z. B. „Tinn – Nitt").

Bei diesen Aufgaben sollen der auditive bzw. der phonologische Arbeitsspeicher und deren Verbindung überprüft werden. Aufgaben dieser Art sind nur dann zu bewältigen, wenn die Phoneme des Stimulus für kurze Zeit im auditiven Arbeitsspeicher gehalten werden können. Ferner wird auch eine gewisse Kapazität des phonologischen Arbeitsspeichers benötigt, da die neue Zielform dort erzeugt werden muß.

Die Kapazitätsanforderung an den auditiven Arbeitsspeicher wird bei echten Wörtern allerdings geringer, da das auditive Eingangslexikon die Speicherung des umzuarbeitenden Stimulus unterstützt. Es wird erwartet, daß eine vergleichbare Hilfestellung durch das phonologische Ausgangslexikon erfolgt, wenn beim rückwärts Nachsprechen ein echtes Wort entsteht.

Ferner wird angenommen, daß bei gestörten Arbeitsspeichern die Verarbeitung bzw. die Produktion von Neologismen betroffen ist.

(12) Nachsprechen mit Hinzufügung des Artikels

Es werden Wörter ohne Artikel vorgesprochen. Der Patient soll beim Nachsprechen den Artikel hinzufügen. Laut Beschreibung wird Stimulusmaterial verwendet, bei dem der Artikel nicht aus der Wortbedeutung erschlossen werden kann. Die Aufgabe erfordert sowohl die Funktionsfähigkeit des auditiven Eingangslexikons als auch eine intakte Verbindung zum phonologischen Ausgangslexikon.

4.2.1.6 Mündliches und schriftliches Benennen

Für mündliches (30) und schriftliches (31) Benennen wird dasselbe, im Überblick nicht näher beschriebene Bildmaterial eingesetzt.

(32) Reime finden nach Bildvorgabe

Es werden jeweils drei Bilder angeboten. Die Benennungen von zwei dieser Bilder ergeben ein Reimpaar. Das Wort, welches das Ablenkerbild bezeichnet, hat phonologische Ähnlichkeit zu einem der Reimwörter (z. B. „Kopf – Topf" als Ablenker: „Korb"). Zur Lösung der Aufgabe muß sowohl das semantische System als auch das phonologische Ausgangslexikon aktiviert werden. Da das entsprechende Bildpaar nur gezeigt werden soll, können auch Patienten mit schweren expressiven Störungen (Dysarthrie oder Sprechapraxie) untersucht werden.

Dieser Überblick über die Aufgaben des LeMo zeigt, welche höchst differenzierten Untersuchungen auf der Basis eines Logogenmodells konstruierbar sind.

4.2.1.7 Zur Auswertung

Um das individuelle Leistungsprofil zu ermitteln, wurden laut Stadie u. Mitarb. operationale Auswertungsverfahren entwickelt, die in dem Überblicksartikel – abgesehen von der phonologischen Fehleranalyse – nur kursorisch beschrieben werden. Daher kann auch hier nur eine sehr allgemeine Beschreibung folgen.

Die Auswertung wird sowohl nach *quantitativen* als auch nach *qualitativen* Gesichtspunkten durchgeführt.

Durch eine *quantitative* Fehleranalyse können vollständige oder teilweise Störungen von Routen oder Verarbeitungskomponenten festgestellt werden.

Die *quantitative Fehleranalyse* zeigt aber auch die *Funktionsfähigkeit von Routen* (oder Verarbeitungswegen), da rein rechnerisch die „normale" Fehlerwahrscheinlichkeit (s. u.) ermittelt werden kann.

Eine *qualitative* Fehleranalyse ermöglicht dann eine genauere *Spezifizierung der Störung*. Diese qualitative Fehleranalyse schließt u. a. auch den Vergleich zwischen den einzelnen linguistischen Parametern der Stimuli wie z. B. Konkretheit/Abstraktheit; Frequenz usw. ein.

Um die unterschiedlichen Auswertungen besser zu verstehen, müssen auch die verschiedenen Lösungsmöglichkeiten betrachtet werden.

Es gibt zwei Arten von Lösungen, nämlich:
a) Wahl zwischen Alternativen („multiple choice") und
b) sprachlich expressive Lösungen in unterschiedlichen Modalitäten (z. B. Benennen, Nachsprechen, Diktatschreiben, lautes Lesen).

Antworten bei sprachlich expressiven Aufgaben können *nicht erraten* werden. Bei diesen sprachlich expressiven Leistungen sind neben phonematischen Fehlern auch semantische Fehler zu erwarten. Alle Fehlreaktionen bei diesen sprachlich expressiven Aufgaben müssen genau protokolliert (transkribiert) werden. Die Auswertungsanweisungen sehen vor, daß semantische Fehler mit oder ohne Ähnlichkeit zum erwarteten Zielwort vom Untersucher markiert werden müssen.

Semantische Fehler werden bei der anschließenden computergestützten Auswertung phonologischer Fehler nicht berücksichtigt.

Zur weiteren Analyse der phonologischen Fehler kann das entsprechende Auswertungsprogramm (vgl. Cholewa u. Mitarb. 1994) eingesetzt werden.

Bei allen Aufgaben, die im Multiple-choice-Verfahren gelöst werden können, wird die Ratewahrscheinlichkeit ermittelt (z. B. 40 korrekte Lösungen bei 80 Aufgaben mit je zwei Antwortmöglichkeiten). Eine *Leistung* wird schon dann als *gestört* eingeschätzt, wenn die *Zahl der richtigen Antworten über* dem Maximum des *Ratebereiches*, aber *unterhalb* einer Standardabweichung vom *normalen Mittelwert* liegt. Dieser Mittelwert wurde an 40 Kontrollpersonen festgestellt. Alle Antworten, die in diesem Standardbereich liegen, werden als „normal" eingestuft. Die Autoren gehen davon aus, daß auf der Grundlage ihrer Operationalisierungsverfahren Paarvergleiche zwischen Tests ausgeführt werden können. Wie schon erwähnt, ist es das Ziel dieser Paarvergleiche, statistisch relevante Leistungsunterschiede bei Verarbeitungsrouten bzw. bei Verarbeitungsparametern (z. B. Häufigkeit; Wortart usw.) zu ermitteln.

Diese ausführliche Darstellung sollte transparent werden lassen, welche subtilen Untersuchungsschritte schon auf der Basis eines *einfachen seriellen* Modells möglich sind. Aber erst die zukünftige Praxis wird zeigen, inwieweit dieses umfangreiche Testprogramm im klinischen Alltag anwendbar ist!

4.3 Die Freiburger Funktionenvergleichsprüfung

Zur orientierenden Untersuchung eines *Ausschnitts* der *Einzelwortverarbeitung* bietet sich die „Freiburger Funktionenvergleichsprüfung" (vgl. Blanken u. Mitarb. 1988; Blanken 1994) an. Es werden nicht alle angenommenen mentalen Lexika oder Routen überprüft. Im Mittelpunkt dieser Untersuchung steht der Vergleich von *mündlicher* Sprachproduktion und *Schreiben*. Warum diese Verarbeitungsmodalitäten ausgewählt wurden, läßt sich wie folgt begründen:

4.3.1 Exkurs zum Verhältnis von „Sprechen" und „Schreiben"

Obwohl anhand des Modells (vgl. Kap. 2, S. 28) durchaus Dissoziationen von mündlicher und schriftlicher Verarbeitung zugunsten des Schreibens möglich sind, ist das Schreiben meist stärker gestört als alle anderen Leistungen. Aber es konnten auch Patienten gefunden werden, die *ohne Vorliegen* einer sprechmotorischen Beeinträchtigung Bilder schriftlich besser als mündlich benennen konnten (vgl. weitere Angaben in Blanken 1991). Ziele der Funktionenvergleichsprüfung sind daher:
– ein Vergleich der *mündlichen* und *schriftlichen* Verarbeitung von *Wörtern* (Nomina/ Funktionswörter) und *Pseudowörtern*.
– Überprüfung von Worteffekten *innerhalb* einer Modalität.

4.3.2 Materialauswahl und Aufgaben

Das Wortmaterial schließt nur ein- bzw. zweisilbige konkrete Nomina und Funktionswörter ein. Die Gebrauchsfrequenz für die verwendeten Wörter wird angegeben, jedoch nicht systematisch kontrolliert. Die Pseudowörter wurden durch Austausch des Stammvokals aus den in der Untersuchung verwendeten Nomina konstruiert.

Die Untersuchung enthält 10 Aufgaben mit je 30 Wörtern (Pseudowörtern).

Aufgaben zur *mündlichen Produktion* umfassen das *Benennen* (bei Nomina) sowie das *Nachsprechen* bei allen untersuchten Wörtern/Pseudowörtern.

Aufgaben zum *Schreiben* untersuchen *(schriftliches) Benennen* (bei Nomina) sowie das *Diktatschreiben* bei Wörtern (Nomina/Funktionswörter) und Pseudowörtern. Die Verarbeitung von Verben oder Adjektiven wird nicht untersucht.

Eine Sonderstellung hat das mündliche/schriftliche Ergänzen von Redewendungen, da hier eine satzsemantische Verarbeitung gefordert wird.

Um Vergleiche zu gewährleisten, werden *identische* Stimuli (Wörter/Bilder) für die mündliche bzw. schriftliche Produktion verwendet.

Lerneffekte sollen durch die Abfolge der Aufgaben verhindert werden. Da jedoch identisches Stimulusmaterial verwendet wird, können Lerneffekte nicht gänzlich ausgeschlossen werden.

4.3.3 Aufgabenfolge der Freiburger Funktionenvergleichsprüfung

(1) Diktatschreiben
(2) Mündliches Komplettieren von Redewendungen (Nomina)
(3) Schriftliches Benennen (Nomina)
(4) Nachsprechen (Pseudowörter)
(5) Mündliches Benennen (Nomina)
(6) Schriftliches Komplettieren von Redewendungen (Nomina)
(7) Diktatschreiben (Pseudowörter)
(8) Nachsprechen (Nomina)
(9) Diktatschreiben (Funktionswörter)
(10) Nachsprechen (Funktionswörter)
Erste Ergebnisse einer Gruppenuntersuchung mit diesem Test liegen vor. In Kapitel 5 wird kurz darüber berichtet.

4.4 Materialien zur neurolinguistischen Aphasiediagnostik

Vorgelegt wurde bisher Untersuchungsmaterial zum auditiven und visuellen Verstehen von Wörtern (Blanken 1996). Überprüft wird ausschließlich die semantische Verarbeitung. Die auditive oder visuelle Analyse der Wortform wird hierbei nicht berücksichtigt. Die Untersuchung umfaßt sechs verschiedene Einzelprüfungen, deren Aufbau folgendermaßen aussieht:

4.4.1 Auditives Sprachverständnis: Wortbedeutungen

– Teil A
Aus je vier Bildern soll das Bild ausgewählt werden, welches einem vorgesprochenen Wort entspricht. Die Ablenker haben *keine* semantische Beziehung zum Zielwort. Es gibt insgesamt 20 Aufgaben.
   Beispiel:
   Zielwort „Korb"/Ablenker „Hose, Schwan, Dominostein"
– Teil B
   Teil B enthält zwei Teile (B 1 und B 2) mit jeweils 20 Aufgaben. Wie in Teil A soll aus je vier Bildern das Bild ausgewählt werden, welches einem vorgesprochenen Wort entspricht. Neben dem Zielbild gibt es zwei Ablenker mit unterschiedlicher semantischer Nähe und ein semantisch beziehungsloses Bild. Der semantisch „nahe" Ablenker hat mindestens *eine* semantische Eigenschaft mit dem Zielwort gemeinsam. Der semantisch „weite" Ablenker fällt unter den gleichen Oberbegriff wie das Zielwort. Der semantisch „weite" Ablenker hat jedoch zusätzlich andere Differenzierungsmerkmale.
   Beispiel:
   Zielwort „Biene"/„naher" Ablenker: Wespe/„weiter" Ablenker „Fliege"/beziehungsloses Wort: Kegel
   Teil B 1 enthält randomisiert die gleichen Stimuluswörter wie Teil A. Dies erlaubt einen direkten Vergleich der Leistungen von Teil A (*ohne* semantische Ablenker) und Teil B 1 (*mit* semantischen Ablenkern).

– Teil C

Teil C besteht ebenfalls aus 20 Aufgaben. Vorgelegt wird jeweils ein Blatt mit sechs Bildern. Neben dem Zielwort sind fünf Kohyponyme abgebildet.

Beispiel:

Zielwort „Hemd"/Ablenker: Pullover, Jacke, Weste, Bluse, T-Shirt

Für die Auswertung der verschiedenen Untertests zum auditiven Sprachverständnis wurden Protokollbögen entworfen, die eine systematische Fehleranalyse erlauben. Es sind daher numerische Vergleiche zwischen den einzelnen Testteilen möglich.

4.4.2 Visuelles Sprachverständnis: Wortbedeutungen

Die Untersuchung zum Leseverständnis für Wörter entspricht im Aufbau und in dem verwendeten Bildmaterial der Untersuchung zum auditiven Wortverständnis (Teil A/ Teil B 1; B 2/Teil C). Nur die Reihenfolge der Items ist bei den einzelnen Untertests leicht verändert.

Bei allen Aufgaben ist das geschriebene Wort in der Mitte der Abbildungen angeordnet. Der Patient hat die Aufgabe, das Wort zu lesen und dann die entsprechende Abbildung zu zeigen. Durch die parallele Verwendung der Items in den einzelnen Untertests erlaubt diese systematisch aufgebaute Untersuchung einen Vergleich von auditivem und visuellem Wortverständnis für einen bestimmten Bereich des Wortschatzes.

Da nur konkrete, abbildbare Wörter verwendet werden, sind die Aussagen begrenzt. Im „Normalfall" ist jedoch zu erwarten, daß sich Störungen in diesem konkreten Bereich auch auf das auditive (visuelle) Verstehen abstrakter Wörter auswirken.

Wie schon bei der Einführung erwähnt wurde, untersucht dieser Test ausschließlich die *semantische Verarbeitung.* Daher kann anhand dieser Testserie *nichts über* die *phonematische* oder *graphematische* Verarbeitung von Wörtern ausgesagt werden. Als „Einstieg" ist jedoch ein derartiges Vorgehen gerechtfertigt, da Störungen der semantischen Verarbeitung sich unmittelbar auf weitere Verarbeitungsstufen auswirken (vgl. auch Kap. 3). Abschließend noch ein Wort zur Praxis:

In vielen Fällen wird eine komplette Testung nicht praktikabel sein. Deshalb sollen exemplarische Untersuchungen und Therapiebeispiele (Übungsbeispiele) der folgenden Kapitel die eigene Umsetzung anregen.

5 Exemplarische Fälle

Im Vordergrund dieses Kapitels steht eine sehr ausführliche (im Original englische) Einzelfalluntersuchung. Diese Studie wurde zwar schon 1988 publiziert, aber sie bietet nicht nur ein gutes Beispiel für die Untersuchung *fast aller* Aspekte der Einzelwortverarbeitung, sondern es werden darüber hinaus auch Interpretationsprobleme ausführlich diskutiert.

Modellgeleitete Untersuchungen werden meist an Einzelfällen durchgeführt. Aber auch Gruppenstudien können bei einem entsprechenden Design therapierelevante Ergebnisse liefern. Zwei solcher Studien werden vorgestellt. Die eine dieser Studien beschäftigt sich mit der Beziehung von Laut- und Schriftsprache bei Broca- und Wernicke-Aphasie (Blanken 1994), die andere Gruppenstudie untersucht die unterschiedlichen Quellen phonologischer Fehlleistungen (Schlenck [im Druck]).

Am Ende des Kapitels werden Hinweise auf weitere exemplarische Einzelfalluntersuchungen aufgelistet. Therapeutische Aspekte werden erst im darauffolgenden Kapitel besprochen.

Abgesehen von der Gruppenuntersuchung mit der Freiburger Funktionenvergleichsprüfung wurden Patienten primär mit selbst-konstruiertem oder adaptiertem Material untersucht. Daher entsprechen die eingesetzten Aufgaben nicht immer den Testaufgaben aus Kap. 4. Aber dieser „Mangel" soll auch Mut machen, therapierelevante Fragestellungen an eigenem Material zu überprüfen.

5.1 Der Fall M. K. von D. Howard u. S. Franklin (1988)

Missing the Meaning? ist der provokative Titel dieser Fallstudie, die sich in einer ausführlichen Monographie mit den verschiedenen Symptomkombinationen der Wernicke-Aphasie auseinandersetzt.

In einem einleitenden Überblick, der auch die geschichtliche Entwicklung einbezieht, wird anhand von publizierten Fällen die Problematik scheinbar so eindeutiger Begriffe wie etwa „Wortverständnisstörung" verdeutlicht (vgl. hierzu auch Franklin 1989). Diese Übersicht zeigt darüber hinaus aber auch sehr eindrucksvoll, daß Patienten nach klassifikatorischen Gesichtspunkten dem gleichen Syndrom zugeordnet werden, obwohl ihre Schwierigkeiten auf unterschiedlichen Stufen der Wortverarbeitung nachweisbar sind (vgl. a. a. O., S. 1–22).

Für unsere Zwecke werden wir nur die ausführliche modellgeleitete Untersuchung des Patienten M. K. darstellen.

M. K. erlitt 1982 kurz vor seinem 65. Geburtstag einen linkshirnigen Infarkt (Parietalregion). Anfangs entwickelte M. K. eine schwere Wernicke-Aphasie mit ausgeprägten auditiven Sprachverständnisstörungen. Seine Sprachproduktion war flüssig und teilweise neologistisch. 1984 wurde eine Nachuntersuchung mit dem Bostoner Aphasie-Test (Goodglass u. Kaplan 1972) durchgeführt. Es wurde weiterhin eine Wernicke-Aphasie mit Paragrammatismus, einigen phonematischen Paraphasien und Wortfindungsstörungen diagnostiziert. In der alltäglichen Kommunikation versuchte M. K., seine Wortfindungsstörungen durch Umschreibungen zu umgehen.

Das auditive Sprachverständnis war für verschiedene Aufgabenstellungen unterschiedlich schwer gestört. Insbesondere bei längeren Äußerungen sowie bei Buchstaben, Farben und Zahlen wurden schwere Sprachverständnisstörungen deutlich.

Je nach Aufgabenstellung zeigten sich unterschiedliche Ergebnisse beim Benennen:

Das Benennen von Bildern war relativ gut. Objekte, die verbal beschrieben wurden, konnten dagegen schlecht benannt werden. Das Nachsprechen war schon bei einzelnen Wörtern sehr schwer gestört. Keine Phrase konnte korrekt nachgesprochen werden. Beim Nachsprechen von einzelnen Wörtern traten *semantische* Fehler auf, und teilweise wurden auch Wörter wiederholt, die dem Stimulus *auditiv verwandt* waren.

Lautes Lesen und schriftliches Wortverständnis waren relativ gut erhalten. Das Schreiben war flüssig und ebenfalls relativ gut.

Diese Testergebnisse zeigen:

Es bestand ein schweres Defizit bei allen Aufgaben, die eine Verarbeitung eines auditiven Inputs verlangen. Demgegenüber waren konfrontiertes Benennen, lautes Lesen und Schreiben nur mäßig gestört.

Bei der ausführlichen Untersuchung zur Wortverarbeitung wurden – wie in vielen vergleichbaren Fällen – nicht alle denkbaren Aufgaben getestet, da sich anhand der vorliegenden Daten Untersuchungsschwerpunkte anboten.

Das Untersuchungsmaterial wurde aus unterschiedlichen englischen Frequenzlisten und Einzelfallstudien zusammengestellt. Einige der untersuchten Aspekte sind primär für die englische Schriftsprache relevant. Dies betrifft z. B. die „Regularität" der Schreibweise. Aber auch im Deutschen gibt es (bis jetzt!) orthographische Besonderheiten (z. B. „Ski/*Schie* – Chef/*Scheff* – Cello/*Schello*").

Da für den untersuchten Fall die Verarbeitung von Schriftsprache eine besondere Rolle spielt, werden auch solche Aufgaben erwähnt, die nicht unmittelbar auf die deutsche Rechtschreibung übertragbar sind.

Für M. K. wurden folgende Bereiche ausgewählt:
– Leseverständnis/lautes Lesen von Wörtern,
– Verstehen gesprochener Wörter,
– Nachsprechen von Wörtern/Schreiben nach Diktat,
– verzögertes Abschreiben,
– auditive/visuelle lexikalische Entscheidungen,
– mündliches Benennen und schriftliches Benennen.

Es gab folgende Stimulusvariablen:
– Regularität beim „Buchstabieren" (spelling) von Wörtern und Pseudowörtern,
– Wortlänge,
– Abbildbarkeit,
– Worthäufigkeit,
– Vorhandensein eines Suffixes,
– Wortart: Inhalts- versus Funktionswort/Substantive versus Verben.

Nicht alle dieser Variablen wurden systematisch getestet. Aber auch nicht alle genannten Variablen spielen bei den untersuchten Aufgaben überhaupt eine Rolle.

Hierfür ein Beispiel: die Verarbeitung von Pseudowörtern ist für das auditive *Wortverständnis* (d. h. Erkennen der Bedeutung) irrelevant. Dies gilt auch für das mündliche/schriftliche Benennen, denn sowohl beim Verstehen als auch beim Benennen wird eine *semantische* Verarbeitung verlangt. Pseudowörter haben jedoch weder eine phonologische noch eine semantische Repräsentation im mentalen Lexikon. Sie können daher auch nicht „verstanden" werden.

Dieser Grundsatz gilt natürlich nicht nur für die englische Untersuchung, sondern für alle Sprachen!

Einige der oben aufgeführten Variablen können auch gar nicht in jeder Modalität oder Aufgabe getestet werden.

Beispiel: Suffixe oder der Unterschied von Inhalts- versus Funktionswörtern sind beim Benennen von Bildern irrelevant. Soweit wie möglich haben die Untersucher die unterschiedlichen Stimulusvariablen in den einzelnen Verarbeitungsmodalitäten durch die Zahl der Aufgaben statistisch vergleichbar gemacht.

5.1.1 Aufgaben und Ergebnisse der Untersuchung

Zum besseren Verständnis der Aufgaben und der Ergebnisse ist es ratsam, das Modell (s. Umschlagklappe) neben den Text zu legen, da sich anhand des Modells die überprüften Routen bzw. Speicher gut veranschaulichen lassen. Am Ende dieses Überblicks wird dann das gesamte Ergebnis noch einmal auf dem Hintergrund des Modells zusammengefaßt und graphisch dargestellt. Als erstes wurde das Leseverständnis mit folgenden Aufgaben überprüft.

5.1.1.1 Leseverständnis

- Wort-Bild-Zuordnung (Material „Peabody Picture Vocabulary Test").
- Synonym-Urteile (Beurteilung vorgegebener Wortpaare, die semantisch verwandt oder nicht verwandt sind). Es wurden sowohl konkrete (abbildbare) als auch abstrakte Wörter verwendet.
- Mündliche Definition geschriebener Wörter (hohe versus niedrige Abbildbarkeit), Antwortmodus: möglichst ein einziges „Stichwort", wobei unterschiedliche semantische Beziehungen zwischen Stimuluswort und Definition (z. B. Kategorie/Eigenschaft/Synonym usw.) erlaubt waren. Fehlertyp bei abstrakten Wörtern: keine oder nur vage Beziehung zum Zielwort.
- Beurteilung einer schriftlichen Benennung. Jedes Bild kam viermal vor. Dabei wurden in zufälliger Reihenfolge vier Bezeichnungen vorgeschlagen:
1. korrekt (z. B. – *nee* – Knie);
2. enge semantische Verwandtschaft (z. B. *Elbow* – Ellenbogen);
3. phonologische Verwandtschaften (Austausch eines Phonems [z. B. *Sea* – See]);
4. phonologisch verwandtes Pseudowort (z. B. *Gee*).
Ergebnis: phonologische Ablenker wurden zurückgewiesen; alle korrekten Bezeichnungen, aber auch einige semantische Ablenker wurden akzeptiert. Ob diese Fehler auf einer falschen *visuellen* Bildinterpretation beruhen, kann anhand dieses Tests nicht entschieden werden.

Definieren von Wörtern, die Homophone besitzen

Zu dieser Aufgabe sind einige Anmerkungen notwendig:

Homophone, d. h. gleichklingende Wörter, werden teilweise sehr unterschiedlich geschrieben (deutsches Beispiel: „Rhein/Rain/rein"). Im Englischen kommt noch hinzu, daß es solche Homophone sowohl für reguläre als auch für irreguläre Schreibweisen gibt. Sofern die Leseleistung von M. K. auf der Aktivierung einer phonologischen Route (Konvertierung von Graphemen in Phoneme) basiert, ist zu erwarten, daß falsche Definitionen nur bei regulär geschriebenen Wörtern auftauchen. Wird für die Leseleistung die lexikalische Route (direkt vom visuellen Eingangslexikon zum phonologischen Ausgangslexikon) benützt, dann sind sowohl bei regulär als auch bei irregulär geschriebenen Homophonen Definitionsfehler zu erwarten.

Das Ergebnis zeigt: M. K. kann geschriebene Wörter verstehen (d. h. eine korrekte semantische Interpretation erzeugen), *ohne* die phonologische Route zu aktivieren.

Definieren regulär bzw. irregulär geschriebener Wörter

Dieser Test wurde eingesetzt, da M. K. beim lauten Lesen regulär geschriebene Wörter (deutsches Beispiel etwa „Rose") besser als irregulär geschriebene (wie etwa „Chor") vorlesen konnte. Der Vergleich zwischen Definieren und lautem Lesen zeigte: Das *Definieren* von geschriebenen Wörtern ist durch die Regularität der Schreibweise nur mäßig beeinflußt. Das *laute Lesen* hingegen ist stark abhängig davon, ob die Wörter regulär oder aber irregulär geschrieben werden.

Definieren geschriebener Pseudohomophone

Pseudohomophone sind Pseudowörter, die bei der korrekten Umsetzung von Graphemen in Phoneme echte Wörter ergeben. (Deutsches Beispiel: „*Tswärk*"). Bei dieser Aufgabe muß die Route der Graphem-Phonem-Konversion benützt werden. Es zeigte sich: M. K. konnte solche Pseudowörter gut laut vorlesen, er machte jedoch viele Fehler beim Definieren. D. h., die schlechte Leistung beim Definieren ist *nicht* durch eine Beeinträchtigung der Route für die Graphem-Phonem-Konvertierung erklärbar. Nach Howard und Franklin liegt das schlechte Ergebnis daran, daß M. K. bei *gehörten* Wörtern einen erschwerten Zugang zur Semantik hat.

Visuelle lexikalische Entscheidung

Das Material umfaßte sowohl häufige, konkrete Wörter als auch seltenere, abstrakte Wörter und die daraus abgeleiteten Pseudowörter. Wortlänge und reguläre bzw. irreguläre Schreibweise wurden kontrolliert. Die Liste der Pseudowörter enthielt neben eindeutigen Abweichungen auch Pseudohomophone. Hauptsächliche Fragestellung war hierbei, ob M. K. sein visuelles Eingangslexikon aktivieren kann oder aber zur Lösung der Aufgabe die Leseroute über die Graphem-Phonem-Konversion wählen muß.

Als Resultat stellte sich heraus, daß alle Entscheidungen im Normbereich lagen. Allerdings benötigte M. K. sehr viel Zeit. Es ist daher zu schließen, daß M. K.s visuelles Eingangslexikon trotz des erhöhten Zeitbedarfs intakt ist.

Aus allen überprüften Leseleistungen läßt sich zusammenfassend ableiten:
– Konkrete geschriebene Wörter werden gut verstanden, das Verstehen abstrakter Wörter ist jedoch beeinträchtigt.

– Für die Verarbeitung schriftlicher Wörter ist M. K. *nicht* auf die phonologische Route *angewiesen*. Dies schließt natürlich nicht aus, daß M. K. diese Route benützt (oder manchmal sogar bevorzugt).

5.1.1.2 Lautes Lesen

Für diesen Untersuchungsteil wurden sehr unterschiedliche Wortlisten eingesetzt.

Lesen von Pseudowörtern

Dieses Material war u. a. nach der Silbenzahl (1- oder 2silb.) bzw. der Phonemzahl (3–6 Phoneme) ausgesucht. Die Beispiele wurden gemischt mit realen Wörtern vorgelegt.

M. K. konnte mehr als 80% der Pseudowörter korrekt vorlesen. Mit zunehmender Phonemzahl stieg jedoch die Fehlerzahl an (Substitutionen bei der Graphem-Phonem-Konvertierung). Aber auch gesunde Leser machen ca. 14% Lesefehler bei Pseudowörtern!

Lesen von regulär versus irregulär geschriebenen Wörtern

Es wurden insgesamt vier unterschiedliche Wortlisten verwendet, die hier nicht im einzelnen besprochen werden. Als Ergebnis zeigte sich: Das Lesen regulär geschriebener Wörter war in allen Listen über 90% korrekt. Die Leseleistung bei irregulären Wörtern schwankte je nach Liste, erreichte jedoch nie 90%.

Lesen von Wörtern mit hoher versus niedriger Abbildbarkeit

Das Ergebnis war: Die Abbildbarkeit hatte *keinen* Einfluß auf das laute Lesen.

Lesen von Wörtern unterschiedlicher Wortarten (Inhaltswörter/Funktionswörter)

Es wurden wiederum verschiedene Listen verwendet, in denen sowohl die Abbildbarkeit, die Frequenz als auch die Wortlänge kontrolliert waren. Als Resultat stellte sich heraus: Die Wortart hatte keinen Einfluß auf die Leseleistung.

Kommentar:

M. K.s Leseleistung zeigt Merkmale der sogenannten „Oberflächenalexie" („surface dyslexia"). (Hierzu z. B. De Bleser u. Mitarb. 1987; De Bleser 1991; De Langen 1988; Patterson u. Mitarb. 1983.)

Bei dieser Lesestörung ist die Fähigkeit, „reguläre" Wörter und Pseudowörter zu lesen, erhalten geblieben. D. h., die (sublexikalische) Route der Graphem-Phonem-Konversion kann aktiviert werden. Aber trotzdem kommen hierbei Fehler vor.

Dies wird an M. K.s phonologisch plausiblen Fehlern beim lauten Lesen deutlich. (Für die Therapie ist natürlich eine genauere Analyse der Fehler erforderlich!).

Die Ergebnisse zeigen ferner, daß in gewissem Umfang auch die lexikalische Route aktivierbar ist. (Inwieweit die Semantik hierbei auch eine Rolle gespielt haben könnte, ist anhand der Untersuchungen nicht eindeutig entscheidbar. Vgl. hierzu die Zusammenfassung!) Eindeutig ist aus den Ergebnissen abzuleiten, daß sowohl die lexikalische Route als auch die Route der Graphem-Phonem-Konversion nicht einwandfrei funktionieren.

5.1.1.3 Verstehen gesprochener Wörter

Phonemdiskrimination

a) Wort-Bild-Zuordnungen mit phonematischen Minimalpaaren.
b) Beurteilung von „gleich – ungleich" bei vorgesprochenen Minimalpaaren.
c) Beurteilung von „gleich – ungleich" bei vorgesprochenen Pseudowörtern (Minimalpaare mit Phonemunterschied am Wortende).
d) Beurteilung von gleich – ungleich bei vorgesprochenen Pseudowörtern (Minimalpaare mit Phonemunterschied am Wortbeginn). Zwar gibt es keine Normen für diese Tests, aber die Ergebnisse zeigen, daß M. K. *keine Probleme* bei der *Phonemdiskrimination* hat.

Unterscheidung von Reimen bei vorgegebenen Wörtern

Bei diesem Untertest wurde das Wortmaterial u. a. auch nach orthographischen Gesichtspunkten ausgewählt.

Ohne ins Einzelne zu gehen zeigen die Ergebnisse: Das Schriftbild hat keinen Einfluß auf die Entscheidung. M. K. besitzt einen ausreichenden auditiven Arbeitsspeicher, um die geforderten Aufgaben zu bewältigen.

Lexikalische Entscheidungen (bei Wörtern und Pseudowörtern)

Insgesamt sind 85 % aller Entscheidungen korrekt. Die genaue Analyse der Beispiele zeigt jedoch zweierlei:

M. K.s Entscheidungen sind semantisch beeinflußt. Bei abstrakten Wörtern (geringe Abbildbarkeit) treten die meisten Fehlentscheidungen auf. *Auditive* lexikalische Entscheidungen sind für M. K. weitaus schwieriger als *visuelle* lexikalische Entscheidungen.

Weitere Aufgaben zum auditiven Verstehen benützen das gleiche Material, das auch beim schriftlichen Wortverständnis verwendet wurde. Dies betrifft
– Wort-Bild-Zuordnungen/Synonym-Urteile,
– Definieren vorgesprochener Wörter/Beurteilung einer mündlichen Benennung (vgl. Howard u. Franklin a. a. O., S. 50).
Der Vergleich von M. K.s Leistungen in der schriftlichen und der mündlichen Modalität zeigt zweierlei: In beiden Modalitäten werden konkrete Wörter besser verarbeitet als abstrakte Wörter, gleichzeitig ist das Verstehen geschriebener Wörter besser als das Verstehen auditiv angebotener Wörter.

Ferner zeigen die Ergebnisse: Bei schriftlicher Vorgabe spielt die Wortlänge keine Rolle. Die Wortlänge hat jedoch einen statistisch signifikanten Effekt, wenn Wörter auditiv verarbeitet werden sollen: längere Wörter werden besser verstanden, da sie weniger „Verwandte" im auditiven Eingangslexikon besitzen.

Der Wortlängeneffekt sowie Fehlinterpretationen bei phonologisch verwandten Wörtern machen zwar M. K.s Verarbeitungsprobleme im auditiven Eingangslexikon deutlich. Aber inwieweit der Zugang zum semantischen System oder die korrekte Aktivierung dieses Systems möglich ist, kann erst eine weitere Untersuchung klären:

Beurteilung einer mündlichen Benennung

Es wurden die Aufgaben verwendet, die auch schon zur Überprüfung des Leseverständnisses eingesetzt worden waren (vgl. S. 68). Neben korrekten Benennungen gab es semantische Ablenker (Kohyponyme), phonologische Ablenker mit realen Wörtern sowie phonologische Ablenker aus Pseudowörtern. Beide Arten der phonologischen Ablenker waren durch Austausch eines einzigen Phonems konstruiert worden.

Als Ergebnis stellte sich heraus:

Korrekte Bezeichnungen wurden zu 93% akzeptiert. Aber alle drei Arten von Ablenkern verführten M. K. zu gleich hohen Anteilen (39%), die falsche Benennung ebenfalls zu akzeptieren. Um sicherzustellen, ob M. K. „vorsichtshalber" immer „ja" sagt, auch wenn der falsche Name für ein Objekt genannt wird, gab es eine Zusatzuntersuchung. Es wurde nur die korrekte Benennung oder aber ein semantisch bzw. phonologisch beziehungsloser Ablenker verwendet. Bei dieser Durchführung zeigte sich, daß beziehungslose Benennungen nur extrem selten (2%) akzeptiert wurden.

Es ist daher anzunehmen, daß M. K.s Verstehensschwierigkeiten sowohl die Aktivierung des phonologischen Eingangslexikons als auch die Aktivierung der Semantik betreffen.

Ein Vergleich mit den Leistungen in der Schriftsprache zeigt zwar eine generelle Überlegenheit der schriftsprachlichen Verarbeitung. Trotzdem wird in *beiden* Modalitäten deutlich, daß M. K. Probleme im *Zugang* zum semantischen System oder aber in der *Aktivierung* des semantischen Systems hat. Dies zeigt sich besonders bei Aufgaben mit abstrakten Wörtern.

5.1.1.4 Nachsprechen und Diktatschreiben

Die mündliche und schriftliche Reproduktion von gehörten Wörtern wurde parallel untersucht. Abgesehen von der Überprüfung der verschiedenen Verarbeitungsrouten waren auch hier der Einfluß der Stimuluslänge und der Einfluß der Semantik von besonderem Interesse.

Untersuchte Parameter waren: Lexikalität (Wort – Pseudowort)/Semantik (Abbildbarkeit)/grammatische/morphologische Faktoren (Wortart/Ableitung versus Flexion)/Wortlänge/Frequenz.

Pseudowörter

M. K. bekam 19 einsilbige Pseudowörter zum Nachsprechen. Keines wurde korrekt reproduziert. Aber 17 Beispiele wurden „lexikalisiert", d. h., M. K. reproduzierte existierende Wörter. Einige dieser Reproduktionen wiesen eine phonematische Ähnlichkeit zu den vorgesprochenen Stimuli auf. Da M. K. phonematische Diskriminationen vornehmen kann (s. S. 71), ferner einsilbige Pseudowörter ziemlich gut laut liest, kann dieses Versagen nicht durch einen gestörten auditiven Arbeitsspeicher („Input") oder einen gestörten phonologischen Arbeitsspeicher („Output") erklärt werden. Als Erklärung ist eine gestörte Route der auditiven phonologischen Konvertierung von Eingangs- zu Ausgangsinformation anzunehmen.

Beim Diktatschreiben von Pseudowörtern gab es ebenfalls keine korrekte Reaktion. Von 20 Beispielen wurden 16 lexikalisiert, aber nur ein Teil davon zeigte – wie beim Nachsprechen – eine phonematische Ähnlichkeit zu dem vorgesprochenen Stimulus.

Wörter

Im Zentrum stand hier die Frage, wie sich Frequenz und Abbildbarkeit der Stimuluswörter auf die Leistungen im Nachsprechen und Diktatschreiben auswirken. Und ferner sollte eine Fehleranalyse Hinweise auf benützte/blockierte Routen erlauben. Es wurden verschiedene Untersuchungsreihen durchgeführt, die jedoch alle zum gleichen Ergebnis führten: der Faktor „Abbildbarkeit" spielt eine zentrale Rolle!

Da der *semantische* Faktor „Abbildbarkeit" so ausschlaggebend ist, muß man annehmen, daß M. K. für beide Aufgaben „zumindest manchmal" (vgl. a. a. O., S. 77) eine semantische Verarbeitungsroute benützt. Es sind daher sowohl beim Nachsprechen als auch beim Diktatschreiben zumindest einige semantische Fehler zu erwarten.

Die Fehleranalyse ergab tatsächlich in beiden Aufgaben prozentual vergleichbare semantische Fehler. Aber auch dem Stimuluswort phonologisch verwandte Wörter wurden zu etwa gleichen Anteilen geäußert. Der höchste Fehleranteil bestand jedoch aus Antworten, die mit dem Stimuluswort weder semantisch noch phonologisch verwandt waren. Diese Tendenz war bei Stimuli mit geringer Abbildbarkeit noch verstärkt. Pseudowörter oder Neologismen kamen vergleichsweise selten vor.

Die Ergebnisse machen deutlich, daß M. K. für beide Aufgaben eine semantische Route bevorzugt.

Da für das Diktatschreiben jedoch *drei* Routen zur Verfügung stehen (semantisch/lexikalisch/„sublexikalisch", d. h. primär Phonem-Graphem-Konversion), sollte eine weitere Fehleranalyse klären, welche der beiden nichtsemantischen Routen M. K. benützt. Zum besseren Verständnis eine kleine Anmerkung zu den verschiedenen Fehlern, die auf nichtsemantischen Schreibrouten entstehen können:

Bei der Benützung der lexikalischen Route (Aktivierung der Wortform ohne semantische Beteiligung) werden Homophon-Fehler (z. B. „Inn – in") vorkommen; bei der Verarbeitung über die phonologische Route muß man mit phonologisch plausiblen Neologismen rechnen (Schreiben nach „Gehör", ohne Orthographie). Als Ergebnis dieser weiteren Fehleranalyse stellte sich heraus: Für das ausgewählte Wortmaterial war kein sicheres Fehlerbeispiel zu entdecken, das durch eine ausschließliche Benützung der lexikalischen Route erklärbar ist.

Dagegen zeigten sich deutliche Anzeichen für die Aktivierung der phonologischen Route. Bei insgesamt 530 auf Diktat geschriebenen Wörtern fanden sich als Reaktion 38 Neologismen, die durch die Benützung der phonologischen Route erklärbar sind. Diese Fehler standen in sehr unterschiedlicher Relation zum Stimulus (z. B. Schreiben nach Gehör/Schreiben nach Gehör als zweiter Schritt nach einem semantischen Fehler wie z. B. „thermometer – *tempeatur*"). Eine Reihe anderer Schreibfehler ergab zwar beim Aussprechen kein Wort, die Fehler zeigten aber akzeptierbare, d. h. nach der englischen Orthographie aussprechbare Buchstabenfolgen.

Die Fehleranalyse erlaubt daher den Schluß, daß M. K. beim Diktatschreiben auch die phonologische Route benützt.

Eine weitere Aufgabenserie betraf die

Verarbeitung unterschiedlicher Wortarten beim Nachsprechen und Diktatschreiben

Die unterschiedliche Verarbeitung von Inhalts- und Funktionswörtern wurde mit derselben Wortliste überprüft, die auch für das laute Lesen verwendet worden war.

Das wichtigste Ergebnis betrifft die Fehlerart: falsche Antworten bei Funktionswörtern bestehen zu ca. 50% ebenfalls aus Funktionswörtern. Als falsche Antworten bei Inhaltswörtern sind Funktionswörter dagegen sehr selten.

Der Vergleich zwischen Substantiven und Verben ergab, daß bei der Verarbeitung dieser beiden Wortarten weder für das Nachsprechen noch für das Diktatschreiben ein Unterschied festzustellen ist.

Weitere untersuchte Parameter für das Nachsprechen und Diktatschreiben waren: Wortlänge/Flexion versus Ableitung/Regularität beim Schreiben. Hierzu werden nur kurz die Ergebnisse beschrieben.

Die Wortlänge hatte einen erwarteten positiven Effekt beim Nachsprechen, da diese Leistung bei längeren Wörtern signifikant besser gelang als bei kurzen Wörtern. Beim Diktatschreiben war dieser Effekt nicht zu sehen. Die Analyse des Fehlermusters beim Diktatschreiben zeigt jedoch, daß hier zwei Faktoren miteinander kollidieren: zwar werden längere Wörter auditiv besser erkannt, aber die schriftliche Umsetzung einer korrekt aktivierten Lexikoneinheit nimmt mit der Länge ab. Kurze Wörter werden daher – analog wie beim schriftlichen Benennen (s. S. 75) – besser geschrieben (vgl. a. a. O., S. 92 f).

5.1.1.5 Verzögertes Abschreiben

Da für das Abschreiben ebenfalls unterschiedliche Routen in Frage kommen (vgl. Kap. 2, S. 26 f.), wurde die Verfügbarkeit dieser Routen anhand folgender Stimuli getestet: 10 Pseudowörter; 10 abstrakte Wörter (d. h. mit geringer Abbildbarkeit); 10 irregulär geschriebene Wörter; 10 niedrigfrequente Wörter; 10 Funktionswörter.

Die Stimuluswörter (Wortkarten) wurden gemischt. Jedes Stimuluswort wurde für 2 Sekunden präsentiert und sollte dann nach 5 Sekunden niedergeschrieben werden.

Bei diesen 50 Aufgaben machte M. K. insgesamt nur 4 Fehler: 2 bei Pseudowörtern und 2 bei abstrakten Wörtern (d. h. mit geringer Abbildbarkeit).

Dieses Ergebnis deutet darauf hin, daß M. K. je nach Aufgabe/Wortmaterial unterschiedliche Routen aktivieren kann. Da M. K. sowohl beim Diktatschreiben als auch beim schriftlichen Benennen „Buchstabierfehler" bei längeren Wörtern machte, sind gleiche Fehler auch beim verzögerten Abschreiben zu erwarten. Solche Fehler können als Arbeitsspeicherproblem (hier graphematischer Arbeitsspeicher) interpretiert werden.

Um diese Hypothese zu testen, bekam M. K. eine Liste von 80 Wörtern für das verzögerte Abschreiben, die in jeweils gleicher Zahl Wörter mit 3/5/7/9 Buchstaben enthielt. Diese Wörter waren nach Abbildbarkeit parallelisiert (nach der englischen Liste von Francis u. Kucera 1967).

Die Wörter wurden in Großbuchstaben vorgegeben, und M. K. sollte sie auf der Rückseite der Karten in Kleinbuchstaben wiedergeben. (Diese Leistung gelingt nur bei erhaltenem Graphemkonzept!) Hierbei machte er insgesamt 6 Fehler (bei 80 Beispielen). Der Wortlängeneffekt war hoch signifikant! Insgesamt läßt sich sagen, daß bei M. K. das verzögerte Abschreiben gut erhalten ist. Fehler lassen sich auf Probleme im graphematischen Arbeitsspeicher zurückführen.

5.1.1.6 Mündliches und schriftliches Benennen

Zur Überprüfung der Benennleistung wurden 3 unterschiedliche Bildersets verwendet, die sich nicht unmittelbar auf deutsche Verhältnisse übertragen lassen. Die Ergebnisse bei allen drei Tests zeigen keine schwerwiegenden Einbußen der Benennleistung. Die Leistung entspricht jedoch nicht der durchschnittlichen Norm. Abgesehen von dem Einfluß der Wortlänge beim schriftlichen Benennen gab es keine Leistungsunterschiede zwischen mündlicher und schriftlicher Aktivierung von Gegenstandsbezeichnungen.

Fehlertypen sind nicht nur in beiden Modalitäten vergleichbar, sondern *überwiegend identische* Bilder führen in der mündlichen/schriftlichen Version zu Fehlern.

Abgesehen von einigen „irregulären" Fehlern sind bei allen drei Tests semantische Fehler die häufigste Fehlerart.

Um abzuklären, inwieweit M. K. bei nichtsprachlichen Aufgaben einen Zugang zur semantischen Verarbeitung von Bildinformationen finden kann, wurde der „Pyramids and Palm Trees"-Test (vgl. Howard u. Patterson 1992) eingesetzt. Dieser Test soll anhand von Bildzuordnungen die Aktivierung semantischer Merkmale (unter Einschluß des „Weltwissens") *vor* der Aktivierung sprachlich-semantischer Merkmale des internen Lexikons überprüfen.

Beispiel: Es soll beurteilt werden, ob zu dem Bild einer „Pyramide" das Bild einer „Palme" oder einer „Kiefer" gehört. M. K. bewältigt alle Zuordnungsaufgaben korekt. Daher ist klar, daß er zu einer bildlichen Vorgabe die passende semantische Repräsentation aktivieren kann. Seine semantischen Fehler beim Benennen müssen daher auf einer anderen Stufe des Prozesses entstehen. Ein direkter Vergleich der (nonverbalen) Zuordnungsaufgabe mit dem mündlichen Benennen derselben Bilder zeigt: von 156 Bildern wurden nur 115 korrekt benannt. Die Benennfehler waren überwiegend semantische Paraphasien.

Als Ursache dieser semantischen Paraphasien ist ein Defizit in der Aktivierung des Ausgangslexikons über das zentrale semantische System anzunehmen (a. a. O., S. 61). D. h., daß das Ausgangslexikon nicht genügend Information erhält, um das korrekte Wort auszuwählen.

Neben den semantischen Fehlern gibt es noch eine weitere Fehlerart, die bei M. K. manchmal auftaucht:

Bei der Benennung von Bildern, deren Namen eine irreguläre Schreibweise haben (deutsche Beispiele etwa „Cello" oder „Ski"), „regularisiert" M. K. die Aussprache, so als ob er innerlich das Wort ablesen würde. Da M. K. aber auch phonematische Fehler macht, sollte diese Hypothese vom „innerlichen" Ablesen anhand von Testmaterial überprüft werden. Es wurden daher 2 Bilderserien vorgelegt (a. a. O., S. 62), deren Benennungen irreguläre Schreibweisen haben. M. K. sollte die Bilder benennen bzw. in einem weiteren Durchgang die schriftlich vorgegebenen Wörter laut vorlesen. Anschließend wurden die Fehler in beiden Testsituationen verglichen. Zwar gab es keine statistisch relevanten Unterschiede, es ließ sich jedoch eine Tendenz erkennen: die Mehrzahl von M. K.s phonologischen Fehlern beim Benennen von Bildern mit irregulär geschriebenen Wörtern war gleichzeitig eine phonologisch plausible „Lesart" des schriftlichen Wortes!

Zur Illustration ein (konstruiertes) deutsches Beispiel: ein „Cello" würde z. B. als „Kello" bezeichnet oder eine „Vase" als „Fase". Auch wenn für die deutsche Sprache ein solcher Test nur schwer zu konstruieren ist, sollten wir festhalten, daß sprachgestörte Patienten manchmal „Umwege" bei blockierten Prozessen gehen. Ein solcher „Umweg" kann auch aus einem innerlich buchstabierenden Lesen bestehen. Dies zeigt das Beispiel eines eigenen Patienten, der bei dem Versuch, eine „Vase" zu benennen, zunächst äußerte „eine *Fau* ... eine *Fau* ..."

Noch wichtiger ist: Der Nachweis solcher „Umwege" kann vielleicht hilfreich sein, gezielte therapeutische Strategien zu entwickeln!

5.1.2 Interpretation der Ergebnisse

Da die Untersuchung sehr umfangreich ist, sollen zwei Tabellen die Ergebnisse noch einmal im Überblick darstellen:

Tabelle 5.**1**   Effekte verschiedener Variablen bei der Lösung von Aufgaben

	Regularität (Ortho- graph.)	Wortlänge	Abbild- barkeit	Frequenz	+/– Suffix	Inhalts-/ Funktions- wort	Nonwörter
Lese- verständnis	– Effekt	– Effekt	+	– Effekt	/	/	*schlecht* bei *Pseudoho- mophonen*
lautes Lesen	+	+ kurz	+	+	#	– Effekt	gut
Verstehen gesproch. Wörter	/	+ lang	++	– Effekt	/	/	nicht relevant
Nach- sprechen	– Effekt	+ lang	++	– Effekt	– Suffix > als mit Suffix	– Effekt (#)	Null
Diktatschrei- ben	– Effekt	– Effekt	++	– Effekt	– Suffix > als mit Suffix	– Effekt (#)	Null
mündl. Benennen	/	– Effekt	– Effekt°	– Effekt	/	/	nicht relevant
schriftl. Benennen	/	+ kurz	– Effekt°	– Effekt	/	/	nicht relevant
auditive lexikal. Ent- scheidung	/	/	+	– Effekt	/	/	*Fehlerrate gleich FP- Rate*
visuelle lexikal. Ent- scheidung	– Effekt	/	normal	sehr kleiner Effekt	/	/	*Fehlerrate gleich FP- Rate*

Anmerkung: Der Kontrast „Verb – Substantiv" wurde nicht in die Tabelle aufgenommen, da dieser Kontrast entweder nicht überprüft wurde oder aber keinen Effekt zeigte.
Legende:
/ nicht getestet bzw. nicht testbar
ein Effekt, der jedoch mit einer anderen Variablen vermischt ist
° aufgrund eingeschränkter Anzahl von Stimuli und Stimulusvariablen schwer zu interpretieren
– Effekt: ein Effekt ist nicht vorhanden
+ deutlicher Einfluß der getesteten Variablen
++ **sehr** deutlicher Einfluß der getesteten Variablen

Eine zweite Tabelle gibt einen Überblick über die verschiedenen Fehlerarten bei den getesteten Aufgaben.

Tabelle 5.**2**   Fehlertypen bei verschiedenen Aufgaben

	Phonologisch plausible Fehler	Semantische Fehler	Phonologisch verwandte Wörter	Suffix-Fehler	Unrelationierte Fehler
Leseverständnis	keine Fehler bei Homophonen	vorhanden	keine Fehler	/	/
lautes Lesen	vorhanden	keine	sehr selten	selten	keine
Verstehen gesproch. Wörter	nicht relevant	vorhanden	vorhanden	/	selten°
Nachsprechen	sehr selten orthographisch vermittelte Fehler	vorhanden	vorhanden	vorhanden	vorhanden
Diktatschreiben	einige Fehler phon. plausibel	vorhanden	vorhanden	vorhanden	vorhanden
mündl. Benennen	selten orthogr. vermittelte Fehler	vorhanden	selten	selten°	sehr selten
schriftl. Benennen	keine	vorhanden	selten	selten°	sehr selten

Legende:
/   nicht getestet bzw. nicht testbar
°   aufgrund eingeschränkter Anzahl von Stimuli schwer zu interpretieren

Die Ergebnisse lassen sich anhand des Modells (s. Abb. 5.**1**, S. 78) folgendermaßen darstellen:

Obgleich sich die Graphik anhand des Textes und der Tabellen gut interpretieren läßt, sollen zum besseren Verständnis noch einmal einige Anmerkungen zu den gestörten Lexika/Routen gegeben werden.

Auditives Eingangslexikon

– Bei der Beurteilung von Bildbenennungen werden 40% reale Wörter, aber auch 40% Pseudowörter akzeptiert.
– Bei der Definition gehörter Wörter kommt es öfters zur Definition ähnlich klingender Wörter.
– Beim Nachsprechen oder auch beim Diktatschreiben werden häufig ähnlich klingende Wörter substituiert (s. u.).
Die Substitution ähnlich klingender Wörter kommt *nur* bei diesen Aufgaben vor. Schriftliches/mündliches Benennen zeigt demgegenüber äußerst selten derartige Fehler. Die Fehlerquelle kann daher *nicht* im phonologischen Ausgangslexikon liegen.
– Fehler bei lexikalischen Entscheidungsaufgaben. Identische Beispiele wurden in der schriftlichen Version korrekt bearbeitet.

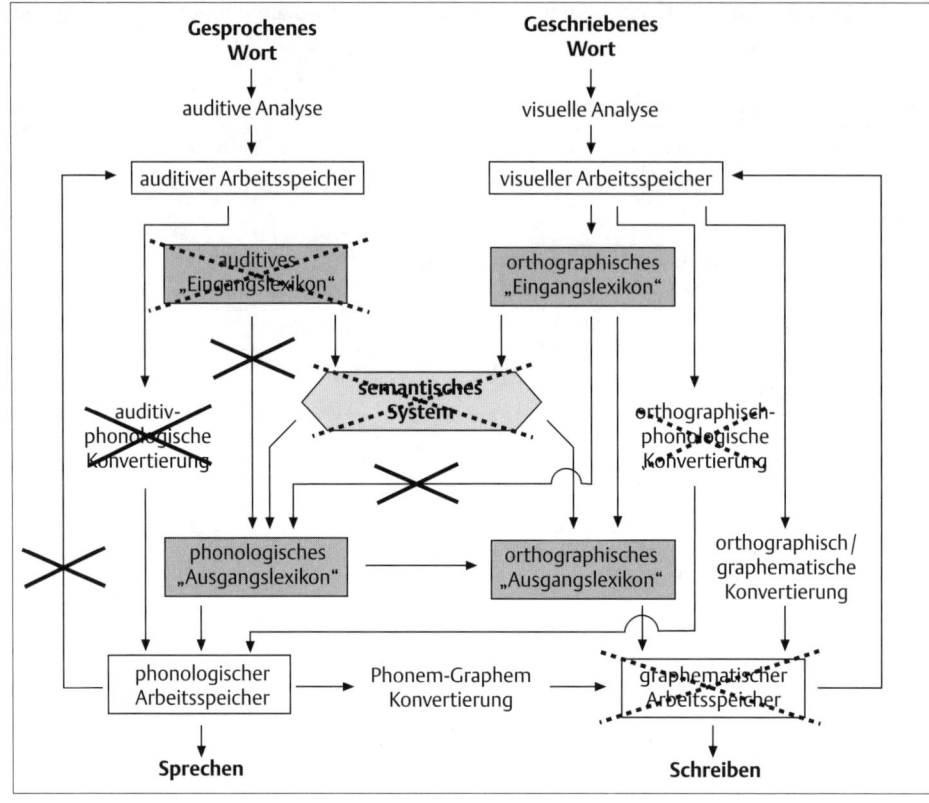

Abb. 5.**1**   Intakte/gestörte Routen (Fall M. K.).
———— Linien bedeuten: das betroffene Lexikon/die Route ist nicht mehr verfügbar
---------- Linien bedeuten: Das betroffene Lexikon/die Route funktioniert *nicht mehr* für *alle* Wörter.
Außerdem kann hier eine wichtige Fehlerquelle liegen.

– Bessere Verarbeitung bei längeren Wörtern, die *nur wenige* phonematisch verwandte „Nachbarn" haben.
Ein peripheres Hörproblem konnte ausgeschlossen werden.

*Vom auditiven Eingangslexikon zum phonologischen Ausgangslexikon
(Nachsprechen)*

– M. K. kann keine Pseudowörter nachsprechen. M. K. kann jedoch zu geschriebenen Pseudowörtern eine phonologische Repräsentation herstellen. Daher ist die Nachsprechstörung durch eine Unterbrechung der sublexikalischen Route (auditiv-phonologische Konvertierung) und nicht durch eine Störung im phonologischen Arbeitsspeicher zu erklären.
– Da M. K.s Leistungen beim Nachsprechen und beim Definieren gehörter Wörter miteinander korrespondieren, muß man davon ausgehen, daß er nur verstandene Wörter nachsprechen kann. Die direkte Route vom auditiven Eingangslexikon zum phonologischen Ausgangslexikon steht daher nicht mehr zur Verfügung.

– Da semantische Effekte (z. B. Abstraktheit) und auch semantische Fehler beim Nachsprechen vorkommen, ist zumindest in einigen Beispielen eine semantische Route anzunehmen, die jedoch leicht gestört ist (z. B. Fehler beim Definieren gehörter Wörter).

Semantisches System

Zugangsprobleme zum semantischen System, aber auch Aktivierungsstörungen innerhalb dieses Systems sind aus folgenden Untersuchungsergebnissen abzuleiten:
– M. K. akzeptiert bei der Beurteilung korrekter/inkorrekter Bildbenennungen neben den korrekten Bezeichnungen auch semantische Ablenker. Diese Fehler deuten auf eine semantische Unterspezifizierung. Mit andern Worten: M. K. kann die volle semantische Repräsentation von Wörtern nicht aktivieren.
– Bei allen Sprachverständnisaufgaben gibt es einen Effekt zugunsten einer besseren Verarbeitung von abbildbaren Wörtern.
– Obwohl M. K. schriftliche Vorgaben insgesamt besser als mündliche verarbeiten kann, zeigt sich dieser Effekt in beiden Modalitäten.
– Der semantische Effekt der Abbildbarkeit findet sich auch bei Aufgaben wie z. B. Nachsprechen oder Diktatschreiben. Beim mündlichen oder schriftlichen Bildbenennen ist ein Abstraktheitseffekt (Abbildbarkeit) natürlich nicht nachzuweisen. Es gibt jedoch trotzdem auch hier Hinweise auf eine semantische Störung: zwar ist die mündliche Benennleistung auf einem niedrigen Niveau nahezu normal, aber es kommen sowohl in der mündlichen als auch in der schriftlichen Version vergleichbare semantische Fehler vor. Und auch beim mündlichen Benennen der korrekt zugeordneten Bilder des „Pyramids and Palm Trees"-Test finden sich semantische Fehler.

Lautes Lesen

Störungen im orthographischen Eingangslexikon sind (weitgehend) auszuschließen, da M. K. bei visuellen lexikalischen Entscheidungen im normalen Bereich liegt. Die Fehler weisen auf zwei gestörte Routen:
– Die Route der orthographisch-phonologischen Konvertierung funktioniert nicht einwandfrei, da M. K. Fehler beim Lesen von Pseudowörtern macht, die bei zunehmender Länge mehr werden.
Eine Störung der direkten Verbindung vom visuellen Eingangslexikon zum phonologischen Ausgangslexikon ist weitaus komplizierter zu begründen (vgl. a. a. O., S. 198). Es gibt jedoch Hinweise auf eine solche Störung:
– M. K. hat Probleme, bekannte, jedoch irreguläre Wörter laut zu lesen. Bei diesen Wörtern kommen phonologisch plausible Fehler vor, was auf einen Leseversuch über die orthographisch-phonologische Route deutet.
– Es gibt einen (leichten) Abstraktheitseffekt. Dieser Effekt läßt auf eine semantische Verarbeitung beim lauten Lesen schließen. Semantische Lesefehler kommen bei M. K. jedoch nicht vor. Eine plausible Erklärung (vgl. a. a. O., S. 124) für dieses Phänomen liegt darin, daß M. K. beim lauten Lesen die Informationen der semantischen und der orthographisch-phonologischen Route kombiniert, um zu einer Lösung zu kommen.
Für die Testung bestimmter Leistung wie z. B. Worterkennung oder Lesen (Leseverständnis) stellt diese gleichzeitige Informationsverarbeitung ein besonderes Problem dar. Aber die Möglichkeit, „Umwege" zu gehen oder Routen eventuell parallel zu benützen, kann therapeutisch hilfreich sein.

Graphematischer Arbeitsspeicher

Hier muß von einer leichten Beeinträchtigung ausgegangen werden, da längere Wörter bei allen Schreibaufgaben fehleranfällig waren.

Verbindung von phonologischem Ausgangslexikon bzw. phonologischem Arbeitsspeicher zum auditiven Arbeitsspeicher

Da M. K. nicht in der Lage ist, bei geschriebenen Pseudowörtern zu entscheiden, welches bei korrekter Aussprache ein echtes Wort ergeben würde (deutsches Beispiel „Tswärk"), muß eine Unterbrechung der obengenannten Route angenommen werden (vgl. auch Howard u. Franklin, a. a. O., S. 110).

Damit möchte ich diese ausführliche Falldarstellung beenden. Für Leser, die sich auch mit alternativen Modellen beschäftigen wollen, noch ein kurzer Hinweis: In einer ebenfalls sehr ausführlichen Einzelfalluntersuchung haben Martin u. Saffran (1992) einen Patienten, der wie M. K. semantische Paraphasien beim Nachsprechen zeigte, auf dem Hintergrund eines interaktiven Modells untersucht. Dabei wird auch der Fall M. K. kritisch beleuchtet und eine andere Interpretation der beobachteten Fehlleistungen vorgeschlagen. Als Quelle aller Fehlleistungen wird ein zu schnelles Verlöschen von Aktivierungsprozessen im semantisch-lexikalisch-phonologischen Netzwerk angenommen. Unter *therapeutischen* Gesichtspunkten müssen wir für beide Interpretationen festhalten:

Weder die Erklärung der beobachteten Ausfälle als Konsequenz eines einzigen Prozesses noch die Interpretation, daß die Wortverarbeitung auf unterschiedlichen Prozeßstufen zusammenbricht, erlaubt einen Hinweis darauf, welche Teilkomponenten behandelt werden sollen und welche therapeutischen Techniken angemessen sind (vgl. Kotten 1994). Hypothesen hierzu werden im Kapitel über therapeutische Verfahren diskutiert.

5.2 Produktion geschriebener und gesprochener Wörter: eine Gruppenstudie mit der Freiburger Funktionenvergleichsprüfung

In dieser Untersuchung (Blanken 1994) steht die Beziehung von Laut- und Schriftsprache bei Broca- bzw. Wernicke-Aphasie im Mittelpunkt. Mit den Aufgaben der Freiburger Funktionenvergleichsprüfung (vgl. Kap. 4, S. 63) wurden 34 Patienten untersucht, die laut AAT eindeutig eine Broca-Aphasie (17 Vpn) bzw. eine Wernicke-Aphasie (17 Vpn) aufwiesen. Inwieweit beide Patientengruppen im Schweregrad vergleichbar sind, bleibt offen. Im wesentlichen sollten folgende Fragestellungen überprüft werden:
– Besteht eine Schwierigkeitshierarchie bei den verschiedenen Aufgaben *innerhalb* einer Modalität bzw. *zwischen* den Modalitäten?
– Trifft die Annahme zu, daß es syndromspezifische Unterschiede in der Verarbeitung von Schriftsprache gibt?
Ferner sollte implizit auch geklärt werden, ob Gruppenstudien überhaupt relevante Aussagen erlauben, da individuelle Leistungsunterschiede „untergehen".

5.2.1 Zusammenfassung der Ergebnisse

Bei der Auswertung wurde zunächst ein *quantitatives* Punktsystem (vergleichbar dem AAT) und anschließend eine *qualitative* Fehlerbeurteilung eingesetzt. Bewertet wurden jeweils nur die ersten Reaktionen.

Die *quantitative* Analyse brachte folgendes Ergebnis:

Für beide Patientengruppen ergab sich eine deutliche Schwierigkeitshierarchie, wobei *beide Gruppen* ein sehr *ähnliches Leistungsprofil* zeigten (a. a. O., S. 67 f.).

Die Verarbeitung von Pseudowörtern (Nachsprechen/Diktatschreiben) war für beide Patientengruppen gleichermaßen signifikant schwieriger als die Verarbeitung echter Wörter. Dieses Ergebnis entspricht nicht der Erwartung, daß Wernicke-Aphasiker beim Schreiben die sublexikalische Route besser nützen können als Patienten mit Broca-Aphasie.

Insgesamt gab es eine deutliche Überlegenheit der mündlichen Leistungen. Der Modalitätenwechsel wie z. B. das Umformen einer auditiven Vorgabe in Schrift (Diktatschreiben) war für beide Gruppen schwierig (vgl. „Transkodieren", Weigl 1975). Ein Sonderstatus ergab sich für das Benennen, denn:

Beim Benennen waren für die untersuchten Patienten die mündlichen und schriftlichen Leistungen statistisch nicht unterscheidbar!

Dies galt sowohl für die Gesamtgruppe als auch für beide Untergruppen. Ein solches Ergebnis weist darauf hin, daß die hier untersuchten Patienten beim schriftlichen Benennen die semantisch vermittelte Route direkt in das orthographische Ausgangslexikon bevorzugt haben. (Beim Weg über die phonologische Form wären mehr phonologisch plausible Schreibfehler vorgekommen.) Dieses Ergebnis schließt jedoch nicht aus, daß es Patienten gibt, die beim schriftlichen Benennen sich das Wort zunächst „vorsagen". Ferner sind – wie schon erwähnt wurde – auch Patienten bekannt, die schriftlich besser benennen können als mündlich (vgl. hierzu auch die Diskussion in Blanken, a.a.O. 1991). Für die *mündlichen* Leistungen bei echten Wörtern ergab sich folgende Hierarchie:

Nachsprechen (Nomina), Nachsprechen (Funktionswörter), Benennen, Komplettieren von Redewendungen.

Für die *schriftlichen* Leistungen bei echten Wörtern war die Hierarchie wie folgt:

Benennen = Diktat (Nomina), Diktat (Funktionswörter), Komplettieren von Redewendungen.

Die Ergebnisse überraschen zunächst, da bessere Leistungen beim Komplettieren von Redewendungen erwartet wurden. Eine eindeutige Erklärung kann hier nicht gegeben werden.

Die weitere Analyse der schriftlichen Reaktionen zeigte, daß mit Abnahme der korrekten Lösungen (ca. 50% bei Nomina/40 bzw. 30% bei Funktionswörtern/ca. 19% bei Pseudowörtern) die Nullreaktionen zunahmen. Wernicke-Aphasiker waren etwas „mutiger" und machten daher bei Funktionswörtern und Pseudowörtern z. T. neologistische Schreibversuche.

Überraschend war, daß Broca-Aphasiker beim Diktat von Funktionswörtern besser (!) als Wernicke-Aphasiker abschnitten. Dieses Ergebnis widerspricht der Annahme, daß die Broca-Aphasie meist mit einer sogenannten „Tiefenagraphie" verknüpft ist (Schreiben primär über die semantische Route). (vgl. De Langen u. v. Cramon 1986.)

Abgesehen von Nullreaktionen gab es noch 7 weitere Fehlerarten. Segmentale Fehler waren jedoch nach den Nullreaktionen die häufigste Fehlergruppe. Ein Teil dieser Fehler bestand in orthographisch falschen, jedoch phonologisch plausiblen Schreibweisen.

Als generelles Ergebnis ist folgendes festzuhalten:

– Die Segmentfehler der hier untersuchten Patienten bestanden überwiegend aus Auslassungen und Ersetzungen.
– Bei Wernicke-Aphasikern waren Ersetzungen häufiger als Auslassungen. Broca-Aphasiker zeigen für beide Fehlertypen ähnliche Häufigkeiten.
– Bei phonologisch plausiblen, aber orthographisch falschen Schreibungen bestand kein statistisch signifikanter Unterschied zwischen beiden Patientengruppen.
– Verbale Fehler (Ganzwortersetzungen) bildeten die drittgrößte Fehlergruppe. Die Bewertung ist nicht ganz eindeutig (vgl. auch a.a.O., S. 74).

Ein weiterer Fehlertyp war die Relexikalisierung eines Pseudowortes, welches aus einem echten Wort konstruiert worden war.

Beispiel: Geuge – Geige (vgl. a.a.O., S. 73f).

Insgesamt waren (bis auf ein Beispiel) alle Wortersetzungen bei Nomina ebenfalls Nomina. Bei Funktionswörtern gab es dagegen neben Ersetzungen innerhalb der Klasse auch „Grenzüberschreitungen" (z.B. *bevor* – fett).

Zusammenfassend läßt sich feststellen:

– Die meisten verbalen Ersetzungen zeigten einen formalen Bezug zum Zielwort.
– Reine semantische Fehler waren sehr selten und kamen nur bei Wernicke-Aphasikern vor.
– Da die überwiegende Zahl der Ersetzungen *innerhalb* der jeweiligen Wortklasse blieb, ist ein lexikalischer Einfluß beim Schreiben anzunehmen.
– Beim Schreiben von Pseudowörtern kam es gehäuft zu verbalen Paragraphien und Relexikalisierungen. Dies deutet daraufhin, daß auch hier lexikalische Einflüsse wirken. Der Einwand, daß dies auf massive Störungen der *auditiven* Verarbeitung von Pseudowörtern zurückzuführen ist, trifft hier nicht zu, da die Nachsprechleistung bei Pseudowörtern mehr als doppelt so viele Punkte erreicht wie das Schreiben. Und darüber hinaus ist das Nachsprechen von Pseudowörtern fast so gut wie bei Funktionswörtern.

Das letzte Ergebnis ist besonders wichtig:

– Die hier untersuchten Broca- und Wernicke-Aphasiker unterschieden sich nicht signifikant voneinander.

Hieraus läßt sich schließen, daß *keine zwangsläufige Beziehung* zwischen der Aphasieart und speziellen Formen der Agraphie besteht. Für die Therapie bedeutet dies: aus der Syndromdiagnose läßt sich die verbliebene Schreibleistung oder Störung nicht ableiten. Zusatzuntersuchungen sind daher notwendig. Deutlich wurde aber auch, daß modellgeleitete Gruppenuntersuchungen möglich sind und sinnvolle Aussagen liefern können.

Dies zeigt auch die nächste Studie.

5.3 Phonologische Störungen

Da phonologische Störungen unterschiedlichen Schweregrades bei aphasischen Patienten überaus häufig anzutreffen sind, untersuchte Schlenck (im Druck) an einer unausgelesenen Stichprobe von 14 Aphasikern mit mittelschweren bis schweren Störungen (laut AAT) folgende Fragestellungen:
– Gibt es einen Zusammenhang zwischen expressiven und rezeptiven phonologischen Störungen in Laut- und Schriftsprache?
Mehr oder weniger unausgesprochen ging man bisher von solchen Zusammenhängen aus, da die Störungen üblicherweise als „supramodal" eingeordnet wurden.
– Bilden Patienten mit phonologischen Störungen eine homogene Gruppe?
Auch dies wurde bisher mehr oder weniger angenommen. Legt man jedoch ein modernes Wortverarbeitungsmodell zugrunde, so sind durchaus Unterschiede zu erwarten (vgl. auch Kap. 3, S. 35).
– Sollten sich Unterschiede herausstellen, welche Konsequenzen ergeben sich daraus für die Therapie?

5.3.1 Aufgaben und Ergebnisse der Untersuchung

Zunächst noch einige Anmerkungen zu den 14 Patienten. Allen war gemeinsam, daß sie bei der Beurteilung der phonematischen Struktur in der Spontansprachbewertung des AAT entweder den Punktwert 1 oder 2 erhielten. Es gab 7 Vpn mit Wernicke-Aphasie, 2 Vpn mit Leitungsaphasie, 1 Vp mit Broca-Aphasie und 4 Vpn, die nicht klassifizierbar waren. Abgesehen von deutlichen Defiziten beim Nachsprechen variierten die Patienten bei den übrigen Untertests des AAT sehr stark. Dies betraf insbesondere das Sprachverständnis.
    Folgende zusätzliche Aufgaben wurden eingesetzt:
– Die Freiburger Funktionenvergleichsprüfung (außer dem Komplettieren von Redewendungen).
Weitere rezeptive Aufgaben waren
– semantisches Diskriminieren (50 Beispiele)
  (z. B. *Stuhl – Tisch – Sessel – Bett – Spiegel*),
– phonematisches Diskriminieren (50 Beispiele)
  (z. B. *Band - Hand   Wand – Land – Rand – Strand*).
Bei allen rezeptiven Aufgaben wurden den Patienten jeweils 5 Bildkarten vorgelegt. Phonematische Aufgaben waren meist aus Fechtelpeter u. Mitarb. (1995) oder Steiner (1992) entnommen. Die Ergebnisse im einzelnen:
    Wie bei der Untersuchung von Blanken (1994, s. o.) bestand bei den Aufgaben der Freiburger Funktionenvergleichsprüfung zwischen dem mündlichen und dem schriftlichen Benennen kein signifikanter Unterschied. Alle übrigen schriftlichen Leistungen (Diktat von Nomina, Funktionswörtern, Pseudowörtern) waren durchweg schlechter als die mündlichen (Nachsprechen). Dies entspricht ebenfalls dem Befund von Blanken. In diesem Zusammenhang sind folgende Überlegungen von Schlenck (a. a. O.) wichtig: Die Unterschiede von laut- und schriftsprachlichen Leistungen sind bei den Pseudowörtern am größten und beim Benennen am geringsten. Beide Aufgaben scheinen Pole auf einer Skala zu sein. Ausschlaggebend ist hierbei die Semantik.

Fazit: Der Unterschied zwischen laut- und schriftsprachlicher Leistung ist vermutlich um so geringer, je mehr *semantische* Verarbeitung stattfindet (Schlenck a. a. O.).

Für das semantische bzw. phonematische Diskriminieren ergab sich für die gesamte Gruppe zunächst folgender Befund:

Die Fehlerzahl beim phonematischen Diskriminieren war etwa doppelt so hoch wie die Anzahl der Fehler beim semantischen Diskriminieren. Das Ergebnis war zwar signifikant, aber wenig aussagekräftig, da es in jeder Fehlerkategorie außerordentlich hohe Standardabweichungen gab. Daher wurden zwei Gruppen gebildet. In Gruppe 1 waren 5 Patienten, die beim phonematischen Differenzieren mindestens 2 Fehler *mehr* machten als beim semantischen Differenzieren. Gruppe 2 umfaßte 9 Patienten, bei denen diese Fehlerdifferenz kleiner als 2 war. Die erneute Aufschlüsselung ergab: Beim *semantischen* Differenzieren fand sich *kein Unterschied* zwischen den beiden Gruppen. Aber beim phonematischen Differenzieren machte die Grupe 1 *mehr als doppelt* so viele Fehler wie die Gruppe 2. Eine nochmalige Analyse der Leistungen beim Benennen und Nachsprechen von Pseudowörtern zeigte: Beide Gruppen unterschieden sich *nicht* beim Benennen. Beim Nachsprechen der Pseudowörter gab es dagegen *sehr deutliche* Unterschiede (ca. 1:3 für die rezeptiv phonologisch geringer gestörte Gruppe).

Wie läßt sich dieses Ergebnis interpretieren?

– Patienten mit phonologischen Störungen bilden *keine* einheitliche Gruppe.

Mindestens zwei Untergruppen sind unterscheidbar, deren Störungsschwerpunkte sich auf dem Hintergrund eines Sprachverarbeitungsmodells folgendermaßen einordnen lassen:

– Patienten *mit* herausragenden rezeptiven phonologischen Störungen haben Probleme bei der Verarbeitung/Aktivierung von *phonematischen Segmenten.* Daher machen sie mehr Fehler beim Verstehen phonematischer als beim Verstehen semantischer Minimalpaare. Besonders deutlich wird diese Störung dann beim Nachsprechen von Pseudowörtern. Weniger deutlich ist die Störung beim Benennen, da hier die Semantik und die Aktivierung der Wortformen (vor der phonematischen Ausdifferenzierung) die weitere Verarbeitung unterstützen. Daher ist das Benennen trotz phonematischer Paraphasien besser als das Nachsprechen von Pseudowörtern.

– Patienten *ohne* herausragende rezeptive Störungen der phonematischen Verarbeitung zeigen weder eine Differenzierung beim Verstehen phonematischer/semantischer Minimalpaare, noch gibt es bei ihnen einen Leistungseinbruch beim Nachsprechen von Pseudowörtern. Der Störungsschwerpunkt scheint also hier eher auf der Aktivierung/Verarbeitung von *Wortformen* (vgl. auch Kap. 4) zu liegen. Die Verarbeitung von Phonemen ist dagegen weniger betroffen.

Für die Therapie hat dies folgende *Konsequenzen:*

Die Minimalpaarmethode ist *nur* für die Patienten sinnvoll, deren Störungen schwerpunktmäßig auf der segmentalen Ebene liegen. Für Patienten, die Probleme bei der Aktivierung von Wortformen haben, muß eine andere Methode gewählt werden. Schlenck schlägt hier vor, bei Benennübungen markierte phonologische Merkmale der Wortformen (Anlaut, betonter Vokal, Betonung, Silbenzahl u. ä. formale Aspekte) in den Mittelpunkt der Übungen zu stellen.

Diese Hypothesen sollen anhand einer derzeit noch nicht abgeschlossenen Therapiestudie überprüft werden.

Zum Abschluß noch Hinweise auf einige exemplarische Studien: Semantische Fehler bei Global-Aphasie (Howard u. Orchard-Lisle 1984); Semantische Fehler ausschließlich bei lautem Lesen/Benennen (Caramazza u. Hillis 1990); Formale Paraphasien (Blanken 1990); Stereotype Neologismen (Blanken 1991 d); Anomie ohne semantische Störung, der Fall EST (Ellis u. Young 1991); (Teilweise) Unterbrechung von semantischem und phonologischem Lexikon (Henaff Gonon 1989); Auditives Sprachverständnis (Franklin 1989).

6 Therapiestudien bei Wortfindungsstörungen

Im Zentrum dieses Kapitels steht die Behandlung von Wortfindungsstörungen. Bevor wir uns jedoch mit den unterschiedlichen Möglichkeiten beschäftigen, sind folgende grundsätzliche Überlegungen wichtig:

6.1 Vorüberlegungen zur modellgeleiteten Therapie

– Therapeutische Maßnahmen können *nicht unmittelbar* aus der Analyse gestörter Speicher oder Prozesse abgeleitet werden.

Darauf wurde schon mehrfach hingewiesen. So wissen wir z. B. nicht von vornherein, inwieweit ein bestimmtes Defizit ohne Rücksicht auf andere, ebenfalls vorhandene Störungen oder gestörte Teilkomponenten eines komplexen Prozesses *trainiert* werden kann (vgl. Hillis 1993; Kotten 1994). Das Modell hilft uns jedoch, überprüfbare Hypothesen darüber aufzustellen, welche Übungsschwerpunkte sinnvollerweise aufeinander folgen können.

Zur Illustration sei hier die häufig eingesetzte Aktivierung des Benennens über das Lesen (z. B. Wort-Bild-Zuordnung) angeführt. Dabei ist beispielsweise zu berücksichtigen, daß das laute Lesen über verschiedene Routen (vgl. Kap. 2) erfolgt, die mehr oder weniger (gleichzeitig) beeinträchtigt sein können. Dies könnte z. B. bedeuten, daß *vor* (oder gleichzeitig mit) dem Einsatz der Schriftsprache zur Verbesserung der Benennleistung das ganzheitliche (und/oder einzelheitliche) Lesen geübt werden sollte. Dies könnte *sogar dann* wichtig werden, wenn der Patient beim Benennen von Bildern ein *innerliches Ablesen* als Umweg benützt, um die teilweise Unterbrechung von semantischem System zum phonologischen Ausgangslexikon zu umgehen.

– Auch die *Art der Intervention* ergibt sich nicht unmittelbar aus der Analyse gestörter Speicher oder Prozesse. Hierfür wieder ein *Beispiel*:

> Ein Patient, der beim Benennen deutliche Störungen im Zugang zum phonologischen Ausgangslexikon zeigt (Nullreaktionen, Umschreibungen, zielwortbezogene Neologismen), kann Wörter nachsprechen, geschriebene Wörter Bildern zuordnen und (manchmal) laut lesen sowie vorgegebene Buchstaben zu dem gesuchten Wort ordnen und ebenfalls (meist) korrekt vorlesen. Da hier mindestens drei Wege, die sich aus dem Modell ergeben, als Hilfen zur Verfügung stehen, muß sorgfältig überprüft werden, *welcher* dieser Wege zu stabileren Effekten führt. Fällt in diesem konkreten Beispiel die Entscheidung für einen Weg über die Schriftsprache, muß weiter überprüft werden, welche *Aufgabenart (Intervention)* einen größeren Effekt verspricht (z. B. das Zuordnen von Wortkarten, das Ordnen von Buchstabenfolgen (Anagramme) oder das Ergänzen von Lückenwörtern mit einer vorgegebenen Auswahlmenge von Buchstaben).

Therapeutische Interventionen schließen auch die Rückmeldung über den Erfolg/Mißerfolg bei der Lösung von Aufgaben ein. Da das Modell die Wortverarbeitung in unterschiedlichen Modalitäten ohne die Berücksichtigung emotionaler Faktoren

„neutral" beschreibt, kann anhand des Modells keine Aussage getroffen werden, ob der Patient bei der Lösung von Aufgaben positive oder negative Rückmeldungen braucht (zum möglichen Effekt von Rückmeldungen s. Nickels u. Best 1996).

Bevor wir weitere Details diskutieren, ist grundsätzlich zu fragen:

Wie können Veränderungen in gestörten Sprachprozessen überhaupt erklärt werden?

Hierzu bietet Hillis (1993) drei Hypothesen an (vgl. auch Kotten 1994), die sich gut anhand des lauten Lesens illustrieren lassen.

Hypothese 1

Bevorzugter (ausschließlicher) Gebrauch einer nicht geschädigten oder teilweise erhaltenen Komponente eines komplexen Prozesses:

Beispiel: Lautes Lesen

Wenn der Zugang zum orthographischen Eingangslexikon gestört ist (Nachweis z. B. über gestörte Worterkennung), lassen sich möglicherweise Reste noch erhaltener Mechanismen der Graphem-Phonem-Konversion trainieren. Wenn dieses Training Erfolg hat, kann sich die Leseleistung verbessern (Lesen über einzelheitliche Route), *obwohl* die angenommene Grundstörung weiter besteht.

Hypothese 2

Die geschädigte Prozeßkomponente hat sich gebessert.

Beispiel: Lautes Lesen

Gehen wir wieder von der angenommenen Störung im Zugang zum orthographischen Eingangslexikon aus, so ist eine Verbesserung des Lesens auch dadurch zu erklären, daß einige (oder viele) orthographisch-lexikalische Repräsentationen nun wieder zugänglich sind. Hier hat eine graduelle Veränderung stattgefunden.

Es ist anzunehmen, daß derartige Veränderungen primär in der Phase der Spontanremission auftreten. Ein späteres Auftreten kann man zwar nicht ausschließen, die Erklärung fällt jedoch schwer.

Hypothese 3

Aktivierung von Mechanismen, die für die Verarbeitung einer speziellen Aufgabe normalerweise nicht benützt werden.

Beispiel a: Kinästhetische Umwege bei „reiner Alexie"

Als Hilfestellung dient hier das Nachfahren der Buchstaben mit dem Finger, um über diesen taktilen Weg ein internes Graphemkonzept zu aktivieren, welches über den visuellen Weg nicht aktiviert werden kann.

Beispiel b: Innerliches Ablesen beim mündlichen Benennen

In der Praxis begegnet man immer wieder Patienten, die spontan versuchen, sich trotz einer Aphasie über das Schreiben (meist Initial oder einige Buchstaben) einen Zugang zur phonologischen Form des gesuchten Wortes zu verschaffen. Einige Patienten versuchen auch, innerlich zu „buchstabieren".

Hierzu ein *Beispiel* aus der eigenen Praxis:

Ein Patient (Mu., laut AAT mittelschwere Wernicke-Aphasie) mit gutem Zugang zur Semantik (z. B. Angabe wichtiger semantischer Merkmale des gesuchten Wortes bei Wortfindungsproblemen), aber schweren Störungen in der Aktivierung des phonologischen Ausgangslexikons tastete sich über „innerliches" Ablesen an die phonologische Form des gesuchten Wortes heran. Bei Benennversuchen aktivierte er Buchstabennamen wie „eine Ka ..." bei „Kerze" oder „eine Fau ..." bei „Vase" (vgl. auch Fall M. K., Kap. 4). Dieser Weg mißlang jedoch, weil gleichzeitig eine Störung der Graphem-Phonem-Konvertierung (bzw. des umgekehrten Prozesses) vorlag. Auch ganzheitliches Schreiben oder Lesen waren schwer gestört.

Schlagen wir nun den Bogen zu dem eingangs erwähnten Problem, daß die Analyse der gestörten Speicher/Prozesse keinen unmittelbaren Hinweis auf therapeutische Maßnahmen oder die Art der Intervention gibt, so ist in diesem besonderen Fall zu fragen: Welches Defizit (Benennen oder Schriftsprache) sollte als erstes behandelt werden?

In diesem Fall wurde der Wiederaufbau des Schreibens und Lesens an erste Stelle gesetzt, wobei ausschließlich die Phonem-Graphem-Konvertierung (und umgekehrt) im Mittelpunkt stand. Um Rateversuche auszuschalten, wurde nur mit isolierten Buchstaben (später Silben) gearbeitet. Dieses Vorgehen wurde gewählt, um den Patienten bei seiner eigenen Umwegstrategie („self-cueing") zu unterstützen. Ein Nachtest ergab sowohl für die Schriftsprache als auch für das *nicht geübte* Benennen signifikante Verbesserungen.

Eine vergleichbare Therapietechnik wurde auch von Nickels (1992) erfolgreich eingesetzt.

6.2 Fehlervarianten und Effekte unterschiedlicher Cueing-Techniken

In vielen Fällen sind Prozesse oder Speicher je nach gesuchtem Wort *unterschiedlich* aktivierbar.

Dies kann dazu führen, daß ein und derselbe Patient beim Benennen eine *Mischung* von Fehlerarten zeigt (z. B. Nullreaktionen, korrekte Lösungen, semantische Paraphasien, phonematische Paraphasien, Neologismen, Umschreibungen usw.,). D. h.: Für *manche* Wörter können korrekte semantische Repräsentationen hergestellt und erfolgreich an das phonologische Ausgangslexikon weitergeleitet werden. Bei *anderen* Wörtern gelingt *nur* die semantische Repräsentation, aber die Aktivierung von Wortformen mißlingt. Wieder andere Wörter sind schon auf der semantischen Verarbeitungsstufe nicht korrekt aktiviert. Ferner gibt es Fehlerketten, in denen sowohl die semantische als auch die phonematische Aktivierung nur teilweise gelingt, wie in folgendem Beispiel: Zielwort „Gürtel" – Antwort „der Sch ... Schnuller ... Güller" (evtl. eine Überlagerung von „Schnalle" und „Gürtel") (vgl. zur Fehlerentstehung Kap. 3).

Das nächste Beispiel zeigt eine Fehlermischung:

Beispiel: (Benennen AAT/Pat. Wie.; schwere Wernicke-Aphasie)

Zielwort	Reaktion
Tisch	brett
Buch	ein mentel
Koffer	das ist ein walderwalter walter eh derheinschleints
Gürtel	ein mandel mantel
Zigarre	+
Waage	sempel ein semper mene mene entschuldigung eine mene warm kalt richtig
Bagger	ein becker – bezzer – backer

Bei solchen Fehlermischungen ist häufig zu sehen, daß ein Patient auf *gleiche* Hilfestellungen (Cues) beim Benennen (z. B. Anlautvorgabe) *unterschiedlich* reagiert. Dies ist verständlich, da Hilfestellungen auf unterschiedlichen Ebenen des Wortabrufs (semantisches System/phonologisches Ausgangslexikon/Phonemordnung) ansetzen.

Darüber hinaus können auch Patienten mit *scheinbar identischen* Problemen auf gleiche Hilfen unterschiedlich reagieren (vgl. Stimley u. Noll 1991). Und wie Therapiestudien zeigen (s. u.), findet man bei scheinbar identischen Störungen auch unterschiedliche Effekte bei der gleichen Therapie!

Fehlermischungen und unterschiedliche Reaktionen auf Hilfestellungen spiegeln sich auch in Gruppenstudien wider, die Effekte verschiedener Cueing-Techniken untersuchen. (Ein Überblick findet sich in Kremin 1993). Drei dieser Studien sollen hier kurz vorgestellt werden.

Da die meisten Studien nur phonematische und/oder semantische Hilfestellung bei Substantiven (Nomen) analysieren, gibt es m. W. bisher nur eine einzige Studie, welche die unterschiedlichen Wirkungen phonematischer und semantischer Hilfen bei Substantiven *und* Verben thematisiert. Diese Studie wird als erstes besprochen.

Studie 1

Li u. Williams (1990) untersuchten bei einer Gruppe von 10 Broca-, 10 Wernicke-, 8 Leitungs- und 8 amnestischen Aphasikern mit statistisch vergleichbaren Störungen im Wortabruf die Effekte phonematischer Cues (Anlauthilfe) bzw. semantischer Cues bei Substantiven und Verben. Die semantischen Cues bestanden aus
a) dem Oberbegriff, z. B. „Spargel" – „es ist ein Gemüse";
b) der Beschreibung der Funktion, z. B. „Glocke" „man kann damit läuten";
c) einem funktionalen Kontext, wie etwa dem „Ort" bei Substantiven, z. B. „Kamel" – „lebt in der Wüste" und Ort, Subjekt, Objekt oder Instrument bei Verben, z. B. „schneiden" – „man braucht eine Schere".
Da die semantischen Cues nicht alle gleich gut zu den Zielwörtern paßten, wurde jedem Zielwort (Zielbild) derjenige Cue zugeordnet, der am besten zu passen schien (schon bei der Auswahl der passenden Cues spiegelt sich der Unterschied beider Wortarten wider!). Hilfestellungen (Cues) wurden immer nach erfolglosen Benennversuchen eingesetzt, wobei eine Reaktionszeit von 5 Sek. vorgegeben wurde. Diese Zeit wurde auch für die Reaktion auf Cues zugebilligt. Als Ergebnis stellte sich heraus: Broca-, Wernicke-und Leitungsaphasiker reagierten bei Substantiven (Nomen) auf phonematische Cues signifikant besser als auf semantische Hilfen. Dieser Effekt verschwand jedoch bei den Verben!

Amnestische Aphasiker reagierten in dieser Studie etwas anders: bei Hilfestellungen zum Benennen von Nomen gab es keine statistisch relevanten Unterschiede zwischen phonematischen und semantischen Hilfen. Aber: beim Benennen von Verben hatte die semantische Hilfe den größten Erfolg. Dies kann auf einen besonderen Status der amnestischen Aphasie deuten, ein Problem, das hier nicht weiter diskutiert werden soll.

Ein solches Ergebnis macht deutlich, daß Substantive (Nomen) und Verben im mentalen Lexikon einen unterschiedlichen Status haben (vgl. hierzu auch Kap. 1). Andererseits wird aber auch klar, daß viele Patienten trotz unterschiedlicher Syndromzuordnung vergleichbare Probleme beim Wortabruf haben, die sich u. a. auch in Fehlern nach typischen phonematischen oder semantischen Hilfestellungen zeigen.

Weder semantische noch phonematische Hilfen führen immer zu dem gewünschten Ergebnis. Daher sind Fehler, die *nach* solchen Hilfen entstehen, von besonderem Interesse, weil sie gezieltere Hypothesen über den funktionalen Ort einer Störung erlauben, als dies bei korrekten Antworten möglich ist.

Die Veränderung von Fehlermustern nach Hilfestellungen steht daher im Mittelpunkt der nächsten Experimente.

Studie 2

Li u. Canter (1991) untersuchten ausschließlich den Effekt von Anlauthilfen bei 4 aphasischen Syndromen (je 10 Pat. mit Broca-, Wernicke-, Leitungs- und amnestischer Aphasie). Nur die falschen Antworten *vor* der Anlauthilfe und die falschen Antworten *nach* dieser Hilfe wurden berücksichtigt. Untersucht wurden *Fehlertypen* (s. u.), die Aufschluß geben sollten, an welcher Stelle der Wortabruf fehlläuft. Das Material bestand aus 124 Strichzeichnungen für Gegenstände, die je zu einem Drittel hoch-, mittel- und niedrigfrequente Substantive (Nomen) abbildeten. Für jede Versuchsperson wurde in einem Vortest die individuelle Latenzzeit für korrekte Antworten ermittelt, da viele Aphasiker für einen korrekten Wortabruf etwas mehr Zeit benötigen. Damit sollte verhindert werden, daß *korrekte* Antworten *nach* der Anlauthilfe evtl. nur durch eine verlängerte Zeitspanne entstanden sind. Falsche Antworten wurden nach 9 Kategorien aufgelistet.

(1) phonematische Fehler bei erkennbarem Zielwort,
(2) Umschreibungen,
(3) semantisch verwandte Wörter,
(4) semantisch/phonematisch beziehungslose Wörter,
(5) Neologismen,
(6) phonematische Annäherungen an das Zielwort,
(7) semantisch-phonematische Fehler, d. h. Wortersetzungen mit sowohl semantischer als auch phonematischer Ähnlichkeit zum Zielwort, wie z. B. *„Dachs – Dackel"*,
(8) Mehrfachantworten,
(9) inadäquate Antworten z. B. Perseverationen.
Die Tabelle 6.1 zeigt die bevorzugten Fehlerarten für jedes Syndrom *vor* der Anlauthilfe.

Tabelle 6.1   Bevorzugte Fehlerart *vor* der Anlauthilfe

	Broca-Aphasie	Wernicke-Aphasie	Leitungsaphasie	Amnestische Aphasie
semantisch verwandte Wörter	**39,1%**	(7,3%)	**24,8%**	**44,1%**
phonematische Annäherungen	**19,2%**	(1,2%)	(15,5%)	(8,2%)
Umschreibungen	(0%)	**23,6%**	(12,2%)	**24,0%**
Mehrfachantworten	(5,7%)	**28,2%**	**24,8%**	(11,0%)

Nach der Anlauthilfe hatte sich für die gesamte Gruppe der untersuchten Patienten das Fehlermuster geändert.

Die folgende Tabelle zeigt nur die *signifikanten* Änderungen des Fehlermusters.

Tabelle 6.**2**   Signifikante Änderungen des Fehlermusters *vor* und *nach* der Anlauthilfe. (Es werden prozentuale Mittelwerte für *alle* untersuchten Patienten angegeben)

	Vor der Anlauthilfe	Nach der Anlauthilfe
semantisch verwandte Wörter	**13,5%**	9,6%
inadäquate Antworten	**48,9%**	31,7%
phonematische Fehler	0,2%	**8,1%**
semantisch-phonematische Fehler	0,4%	**2,0%**
Neologismen	5,2%	**8,0%**
Mehrfachantworten	12,8%	**22,9%**

Aus dieser Tabelle geht hervor: Es gab signifikant mehr phonematische Fehler und semantisch-phonematische Fehler nach der Anlauthilfe. Auch Neologismen und Mehrfachantworten waren häufiger. Semantisch verwandte Wörter, die abgesehen von der Wernicke-Aphasie bei allen anderen Syndromen vor der Anlauthilfe der häufigste Fehlertyp waren, traten dagegen nach der Anlauthilfe signifikant weniger auf. Auch inadäquate Antworten hatten signifikant abgenommen.

Aus den Ergebnissen läßt sich folgendes ableiten: Die Fehler *vor* der Anlauthilfe deuten auf eine ungenügende bzw. inkomplette oder auch fehlerhafte semantische Aktivierung. Die Kombination von teilweiser semantischer Information und phonematischer Information (Anlaut) scheint in vielen Fällen zu genügen, um das Zielwort im phonologischen Ausgangslexikon zu aktivieren. Daß dies nicht immer korrekt gelingt, zeigt die Zunahme der phonematischen Fehler nach Anlauthilfen.

In der folgenden Studie werden Effekte semantischer, phonematischer und „neutraler" Stimuli miteinander verglichen.

Studie 3

Stimley u. Noll (1991) untersuchten 20 Patienten (10 mit amnestischer Aphasie, je 2 mit Leitungs-, Wernicke- und transkortikaler Aphasie und 4 Broca-Aphasiker) mit unterschiedlicher Krankheitsdauer. Aufgenommen wurden nur solche Patienten, die in einem Vortest von 15 Bildern nicht weniger als 3 und nicht mehr als 12 korrekt benannt hatten.

Abweichend von anderen Studien wurden die Hilfen *vor* der Bildpräsentation als Prästimulierung eingesetzt. Es gab folgende Hilfestellungen:
a) phonematische Hilfe (Anlaut),
b) semantische Hilfe (Beschreibung z. B. „Hat einen Beutel" bei „Känguruh"/Angabe der Funktion z. B. „Man kann damit läuten" bei „Glocke"/Angabe des situativen Kontexts z. B. „Lebt im Dschungel" bei „Tiger" und
c) „neutrale" Prästimulierung, die die Aufmerksamkeit fördern sollte (z. B. „Sie sollen jetzt etwas benennen").
Das Testmaterial bestand aus 108 Bildern. Jedes Bild wurde mit den drei verschiedenen Stimuli präsentiert. Die Abfolge der Bilder bzw. der Stimuli wurde randomisiert.

Falsche Antworten wurden in 10 Gruppen aufgeteilt, die in etwa der Fehlerklassifizierung der voraufgegangenen Studie entsprechen.

Ergebnisse

Es gab folgende Ergebnisse: Die semantische bzw. phonematische Prästimulierung erbrachte mehr korrekte Antworten als die neutrale Stimulierung. Ferner bestand bei korrekten Antworten kein statistischer Unterschied zwischen semantischen bzw. phonematischen Vorgaben.

Die Analyse der *falschen* Antworten zeigte dagegen einen deutlichen Einfluß der Stimulusart auf die Art der Fehler. Von den 10 Fehlerkategorien waren 3 je nach Stimulus unterschiedlich stark vertreten, nämlich semantische Paraphasien, phonematische Paraphasien und beziehungslose Wörter.

1. Bei semantischer Stimulierung gab es signifikant mehr semantische Fehler als bei phonematischer oder neutraler Hilfe. Gleichzeitig nahmen unter dieser Hilfestellung beziehungslose Fehler deutlich stärker ab als unter den beiden anderen Stimulusbedingungen.
2. Bei phonematischer Stimulierung stieg der Anteil phonematischer Paraphasien, verglichen mit der semantischen bzw. neutralen Bedingung. Aber beziehungslose Wörter bildeten immer noch den größten Fehleranteil.
3. Unter der neutralen Bedingung waren beziehungslose Fehler, gefolgt von semantischen und (deutlich weniger) phonematischen Fehlern am häufigsten.

Diese Ergebnisse machen deutlich, daß die Benennleistung von Aphasiepatienten je nach Stimulus variiert. Sie verdeutlichen ferner, daß die Hilfen auf unterschiedlichen Ebenen des Wortabrufs ansetzen. Semantische Hilfen erleichtern durch eine Präzisierung der semantischen Repräsentation die Aktivierung der entsprechenden Einträge im phonologischen Ausgangslexikon. Phonematische Hilfen erleichtern dagegen im phonologischen Ausgangslexikon die Auswahl eines Wortes, das über die Semantik aktiviert wurde, wobei gleichzeitig verwandte Wörter, die nicht den gleichen Anlaut besitzen, unterdrückt werden.

Weitere Studien

Interessierte Leser seien noch auf zwei weitere Studien verwiesen, die sich mit folgenden Themen beschäftigen: Wingfield u. Mitarb. (1990) verglichen den Effekt von Anlauthilfen beim Benennen mit der Worterkennung im sogenannten „Gating"-Verfahren, bei dem eine Versuchsperson ein Wort nach Anhören des Initials und sukzessiven lautlichen Ergänzungen des fraglichen Wortes erkennen sollte. In einer anderen Studie von Kelter u. Mitarb. (1989) wurde der Effekt phonematischer bzw. semantischer Vorstimulierung beim Benennen von Bildern von Broca- und Wernicke-Aphasikern überprüft. Abweichend von anderen Untersuchungen wurden als phonematische Stimuli ganze Wörter vorgegeben.

Im nächsten Abschnitt stehen therapeutische Verfahren und ihre Wirksamkeit im Mittelpunkt.

6.2.1 Langzeiteffekte phonematischer und semantischer Hilfen

Erste Untersuchungen zur Effektivität und Dauer semantischer bzw. phonematischer Hilfen wurden von Patterson u. Mitarb. (1983) sowie von Howard u. Mitarb. (1985 a, 1986 b) durchgeführt. In der Studie von Patterson u. Mitarb. (1983) wurden anhand von häufigkeitskontrolliertem Wortmaterial die Effekte von ein- bzw. mehrmaligem

Nachsprechen bei unmittelbarem oder auch verzögertem Benennen mit anderen phonematischen Hilfen wie z. B. Vorgabe des Anlautes oder der ersten 3 Laute des gesuchten Wortes verglichen.

Zwar führten alle diese Hilfestellungen zu einer deutlichen Verbesserung der momentanen Benennleistung, es gab jedoch keinerlei Hinweise auf eine längerfristige Wirkung.

In weiteren Untersuchungen wurden dann von Howard u. Mitarb. (1985 a, b) Wirkung und Dauer phonematischer und semantischer Hilfen miteinander verglichen. Als Material dieser Gruppenstudien dienten Wörter, die in einem Vortest von den jeweiligen Versuchspersonen nicht benannt werden konnten. D. h., das Wortmaterial variierte von Patient zu Patient. Dieses Verfahren ist jedoch gerechtfertigt, da in einem Vortest gezeigt werden konnte, daß die Benennleistung von Aphasiepatienten Item-bezogen erstaunlich konstant ist (vgl. Howard u. Mitarb. 1984). Ein Testergebnis, das auch für die alltägliche Praxis von Bedeutung ist! Um die Wirksamkeit der einzelnen Hilfstechniken zu überprüfen, wurden die Übungswörter und auch die Kontrollwörter nach dem Zufallsprinzip ausgewählt und den phonematischen bzw. semantischen Hilfstechniken zugeordnet. Als semantische Hilfen dienten: Wort-Bild-Zuordnung a) auditiv, b) visuell bei einer Auswahlmenge von vier Bildern; „Ja-/Nein"-Urteile bezüglich der Kategorie/Eigenschaft(en) des Zielwortes. Phonematische Hilfen waren: Anlautvorgaben, Nachsprechen und Reimurteile. Als Ergebnis stellte sich heraus: Phonematische Hilfen wirkten zwar unmittelbar (sogenannte „prompts", nach Howard u. Mitarb. 1985 a), die Wirkung hielt jedoch nur wenige Minuten an. Die Wirkung semantischer Hilfen blieb in diesem Experiment demgegenüber 24 Stunden erhalten. In einem letzten Experiment wurde die Dauer dieser Hilfen an 12 chronischen Aphasikern (Erkrankungsdauer mind. sechs Monate) mit deutlichen Wortfindungsstörungen überprüft. Teilnahmebedingung war, daß die Patienten gut nachsprechen konnten und keine visuellen Probleme hatten.

Neben der Wirkungsdauer semantischer bzw. phonematischer Hilfen sollte auch die Generalisierung auf ungeübtes Wortmaterial untersucht werden. Auch in diesem Experiment zeigte sich, daß die semantischen Hilfen länger anhielten, und darüber hinaus ließ sich auch ein leichter Generalisierungseffekt nachweisen. Aber bei der entscheidenden Kontrolle nach sechs Wochen ohne weitere Therapie waren die erzielten Leistungsverbesserungen nicht mehr nachweisbar.

6.3 Therapiestudien

Die Kernfrage aller Vergleichsstudien zur Effektivität therapeutischer Verfahren bei Wortfindungsstörungen lautet:
– Wie läßt sich erklären, daß es bei einigen Patienten zu generalisierten Therapieeffekten kommt, während bei anderen Patienten mit *scheinbar gleicher* Störung nur die geübten Items besser abgerufen werden können?
Diese Frage läßt sich derzeit nur hypothetisch beantworten. Eine Hypothese ist z. B. (vgl. auch Hillis 1993), daß bei erhöhten Schwellenwerten im Zugang zu den einzelnen Lexika ein gezieltes Training die Schwellenwerte verändern könnte. Dadurch könnte es zu einem Generalisierungseffekt kommen. Sind jedoch Repräsentationen (z. B.) im phonologischen Ausgangslexikon zerstört, so ist zu erwarten, daß nur bei geübten

Items ein Therapieeffekt zu sehen ist. Was wir allerdings bisher auch zu wenig wissen, ist z. B., inwieweit der Schweregrad der Störung, prämorbide Lerntechniken u. ä. einen Einfluß auf das Ergebnis haben.

6.3.1 Probleme früher Therapiestudien

Frühe Therapiestudien, die sich auch schon mit der Frage beschäftigt haben, ob bei Wortfindungsproblemen eine Störung im Abruf vorliegt oder aber ob der Wortspeicher reduziert ist, setzten meist eine Kombination mehrerer unterschiedlicher Hilfestellungen ein. Langzeiteffekte *einzelner* Interventionen können daher nicht isoliert werden. Charakteristisch für diese Methode sind multimodale Stimulationstechniken und auch das klassische „Deblockieren" nach Weigl. Bei der Deblockierung wird als Voraussetzung angenommen, daß (weitgehend) intakte Modalitäten dazu verwendet werden können, die Verarbeitung einer sprachlichen Einheit in einer gestörten Modalität zu „deblockieren". Nach der ursprünglichen Auffassung (Weigl 1979) sollte diejenige Modalität, die als „Deblockans" verwendet wird, zu 70 % erhalten geblieben sein. Zu beachten ist ferner, daß intakte Modalitäten nicht beliebig eingesetzt werden können. Zwischen den deblockierenden Modalitäten und den Modalitäten, die deblockiert werden sollen, müssen gemeinsame Verarbeitungskomponenten bestehen (vgl. Springer 1979, 1986). Ferner wird unterschieden zwischen dauerhaften und „temporären" Deblockierungen, die keinen dauerhaften Effekt haben (vgl. Weigl 1961, 1979). Im Unterschied zu multimodalen Stimulationstechniken werden Stimuli nicht gleichzeitig, sondern hintereinandergeschaltet eingesetzt, und zwar entsprechend der gemeinsamen Komponenten. Da das Konzept der „Deblockierung" voraussetzt, daß die „Sprachkompetenz" (das sprachliche Wissen) erhalten geblieben ist, wird bei einer dauerhaften Deblockierung auch ein Generalisierungseffekt erwartet.

Ein häufig erwähntes Beispiel früher Therapiestudien ist die Arbeit von Wiegel-Crump u. Koenigsknecht (1973). Hier wurden massive Wortwiederholungen und die Verwendung des fraglichen Wortes in einem Satzkontext als Hilfestellung zum Einüben von Wörtern angeboten, die in einem Vortest nicht benannt werden konnten. Nach 18 Sitzungen mit diesem Drill konnten die 4 untersuchten Patienten nicht nur geübte und ungeübte Items aus trainierten Kategorien besser benennen; es gab sogar einen Generalisierungseffekt auf eine ungeübte Kategorie. Dieser Generalisierungseffekt läßt zwar den Schluß zu, daß bei den untersuchten (!) Patienten keine Reduzierung des Wortspeichers vorlag, aber welche therapeutische Intervention nun den entscheidenden Effekt hatte, läßt sich nicht beurteilen.

Die Frage, *welche isolierte* Intervention nun einen längerfristigen Effekt bewirkt und ob darüber hinaus eine Generalisierung auf ungeübtes Material stattfindet, steht im Mittelpunkt der nächsten Untersuchungen. Diese Studien verdeutlichen jedoch auch ein zentrales Problem *aller* Untersuchungen zur Effektivität therapeutischer Verfahren, nämlich: Vergleichbarkeit bzw. Wiederholbarkeit bei Einzelfallstudien und Interpretationsschwierigkeiten bei Ergebnissen von Gruppenstudien, weil die untersuchten Patienten trotz vergleichbarer Probleme auf identische Interventionen *unterschiedlich* reagieren.

6.3.2 „Semantische" Therapie bei Wortfindungsstörungen

Ausgehend von der Beobachtung, daß semantische Hilfen länger als phonematische Hilfen wirksam waren (vgl. Howard u. Mitarb. 1985 a, b), wurde eine Reihe von Therapiestudien durchgeführt, in deren Mittelpunkt semantische Diskriminationsaufgaben standen (vgl. Marshall u. Mitarb. 1990; Pring u. Mitarb. 1990; Pring u. Mitarb. 1993). Typische Aufgaben in allen Studien waren: Zuordnung eines passenden Wortes zu einem Bild, wobei eine Auswahlmenge semantisch verwandter und (– je nach Studie –) semantisch beziehungsloser Wörter vorgegeben war. Da trotz unterschiedlicher Materialauswahl für alle Studien ein vergleichbares Verfahren gewählt wurde, wird die Studie von Marshall u. Mitarb. (1990) als exemplarisches Beispiel vorgestellt. Für diese Studie wurden sieben (chronische) Patienten ausgewählt, die Wörter gut (laut) lesen konnten, jedoch deutliche Schwierigkeiten in der Wortfindung zeigten. Bei allen Patienten bestanden leichte Defizite im Sprachverständnis. Die Patienten sollten über 14 Tage *ohne* therapeutische Hilfe Wort-Bild-Zuordnungsaufgaben zu Hause durchführen. Als Ergebnis stellte sich heraus, daß sowohl die geübten Items als auch die semantisch verwandten Items (Ablenker) besser benannt werden konnten als unrelationierte oder auch ungeübte Items. Dieser Effekt war zwar nach sechs Monaten immer noch nachweisbar. Aber nach einem Jahr waren bei sechs (der sieben) Patienten Generalisierungseffekte auf ungeübte Items nicht mehr zu sehen (vgl. Pring u. Mitarb. 1990). Diese Studie läßt Fragen offen, die nicht zufriedenstellend beantwortet werden können. So wissen wir beispielsweise nichts darüber, ob die Patienten bei ihren individuellen Übungen versucht haben, die Wörter *laut* zu lesen. Dieser scheinbar belanglose Unterschied könnte jedoch bedeuten, daß erst *die Kombination* von semantischer und phonologischer Aktivierung (durch *lautes* Lesen) die Verbesserung der Wortfindung erleichtert hat! Und wie Nickels u. Best (1996 b) zu bedenken geben, könnte sogar auch eine Rückmeldung, ob Lösungen korrekt oder inkorrekt sind, für den therapeutischen Effekt von Bedeutung sein.

Da auch die weiteren Gruppenstudien zur „semantischen" Therapie zu Interpretationsproblemen führten (vgl. Nickels u. Best 1996 a, b), werden im folgenden nur noch ausgewählte Studien vorgestellt, die anhand einzelner Fälle (oder aber im Vergleich verschiedener Fälle) unterschiedliche Therapiestrategien überprüfen.

Um unkontrollierbare Effekte der Spontanremission auszuschließen, wurden alle Studien mit chronischen Aphasikern durchgeführt.

6.4 Individuelle, modellgeleitete Therapieansätze

Die erste Studie wird ausführlicher berichtet, da hier aufgrund der Fallanalyse sehr präzise Hypothesen über Therapieeffekte aufgestellt werden. Darüber hinaus handelt es sich um ein Störungsbild, das in der Praxis häufiger vorkommt. Patienten mit dieser Wortabrufstörung zeigen bei üblichen Stimulationsmethoden kaum signifikante Verbesserungen.

6.4.1 Fall 1

Patient T. H./initial globale Aphasie mit Sprachautomatismen (Blanken 1989)

Zum Zeitpunkt der Therapiestudie – 5 Jahre nach Erkrankungsbeginn – ergab die Untersuchung mit dem AAT eine nichtklassifizierbare Aphasie. Die ursprünglich schwere Störung des Sprachverständnisses hatte sich so weit zurückgebildet, daß eine Verständigung möglich war. Der aktive Wortschatz bestand aus einigen wenigen Wörtern; das Benennen sowie die Schriftsprache waren weiterhin schwer gestört. Demgegenüber war das Nachsprechen (für Wörter) nur mittelschwer betroffen.

Um eine genauere Hypothese über den funktionalen Ort der schweren Benennstörung bilden zu können, wurden u. a. noch folgende Zusatzuntersuchungen durchgeführt: „Freiburger Funktionenvergleichsprüfung"/„Pyramids and Palm Trees"-Test/ auditives Wortverständnis/Überprüfung des „stillen" Wortwissens (Angabe von Silbenzahl/Anlaut bei vorgelegten Bildern)/Reaktion auf korrekte bzw. inkorrekte Anlauthilfen. Anhand dieser Zusatzuntersuchungen ergab sich: Die nonverbale Semantik war weitgehend intakt, das Einzelwortverständnis für Konkreta gut erhalten, jedoch bestand eine leichte Störung in der Diskrimination phonematisch ähnlicher Wörter. Das stille Wortwissen war gestört. Der Patient reagierte nur auf *korrekte* Anlauthilfen. Da die gute Reaktion auf Anlauthilfen eine Diskonnexion von semantischem System und phonologischem Ausgangslexikon weitgehend ausschließt, wurde als Ursache der schweren Benennstörung ein pathologisch erhöhter Schwellenwert im phonologischen Ausgangslexikon angenommen. Als Therapieeffekt wurde erwartet, daß *nur* geübtes Material zu einer verbesserten Benennleistung führen würde (vgl. aber Hillis S. 93).

Es gab zwei Therapieexperimente.

1. In einem Vortest wurden aus 80 Bildern 20 (ohne semantischen Zusammenhang) ausgewählt. Die Übungswörter waren zwei-, drei-, viersilbig und gehörten nicht zum aktiven Wortschatz von T. H. Es gab 8 Therapiesitzungen, in denen jeweils alle 20 Bilder benannt werden sollten. Kam es zu keiner korrekten Reaktion, wurde zunächst eine Anlauthilfe gegeben, wenn diese Hilfe versagte, sollte der Patient das Wort nachsprechen. Nach der Übungsphase wurden einen Tag bzw. eine Woche später zwei Nachtests durchgeführt. Bei nichtgeübten Wörtern fand sich keine Veränderung. Demgegenüber konnten 8 der 20 Übungswörter auch nach einer Woche noch korrekt abgerufen werden. Auffällig war während der gesamten Übungszeit, daß es wortspezifische Effekte gab, d. h. korrekte Leistungen bzw. Versagen bei immer wieder den gleichen Bildern!

2. Für das zweite Experiment sollten in einem Vortest 100 Bilder benannt werden. Die Zielwörter bestanden aus vier semantischen Kategorien (je 20) sowie 10 homonymen Wortpaaren. Für die Übungsphase wurden 25 Bilder ausgewählt und zwar je 5 Beispiele von drei semantischen Kategorien sowie 10 Homonyme (d. h. jeweils 1 Beispiel pro Paar). Es fanden 10 Übungssitzungen statt. Hilfestellungen waren wie in Experiment 1. Einen Tag bzw. eine Woche nach Beendigung der Therapiephase wurden wieder alle 100 Bilder zum Benennen vorgelegt. Wiederum zeigten sich Übungseffekte bei dem geübten Material. Es gab nur minimale Transferleistungen auf nichtgeübte Beispiele gleicher Kategorien. Bei den Homonymen fand sich demgegenüber eine Verbesserung auch für die nichtgeübten Beispiele. Dieses Ergebnis war nicht zu erwarten, denn es ist unklar, ob die unterschiedlichen Bedeutungen von Homonymen eine gemeinsame oder aber eine getrennte Repräsentation im phonologischen Ausgangslexikon besitzen.

Aus den Ergebnissen dieser Studie schließt Blanken, daß es bei vergleichbaren Fällen sinnvoll ist, einen kleinen, für den Patienten alltagsrelevanten Wortschatz *wortspezifisch* einzuüben.

6.4.2 Fall 2 a/b

An der Studie von Miceli u. Mitarb. (1990) nahmen zwei Patienten mit in etwa vergleichbaren Störungen des phonologischen Ausgangslexikons teil.

Fall 2 a

RBO wurde 18 Monate nach dem Ereignis getestet. Die Spontansprache war leicht dysarthrisch, jedoch mit einer komplexen syntaktischen Struktur. Es bestand eine schwere Störung im mündlichen und schriftlichen Benennen von Bildern (überwiegend Nullreaktionen). Das auditive Wortverständnis (Wort-Bild-Zuordnungen sowie Beurteilung von korrekten/inkorrekten Bildbenennungen) war nur minimal gestört. Das laute Lesen war mäßig beeinträchtigt (leichte visuelle bzw. phonematische Paralexien). Das Diktatschreiben von Wörtern und Pseudowörtern war deutlicher betroffen. Da das semantische System weitgehend intakt war, wurde eine Störung im phonologischen Ausgangslexikon angenommen. Für die Therapie wurde folgendes Verfahren gewählt: In einem Vortest wurden 90 Bilder unterschiedlicher Kategorien ermittelt, die RBO nicht benennen konnte. Daraus wurden 3 Sets gebildet. (1) 30 Wörter zum lauten Lesen, (2) 30 Wörter zum Nachsprechen, (3) 30 Kontrollwörter. Zuerst wurde Set (1) und nach Beendigung dieser Therapiephase Set (2) in je 5 Sitzungen geübt. Während jeder Sitzung wurden alle Wörter eines Sets 10mal bearbeitet, und zwar so lange, bis RBO das Zielwort korrekt produzieren konnte. Anschließend sollten die 30 Bilder des jeweiligen Sets benannt werden (ohne Feedback!). Nach Abschluß jeder Therapiephase wurde wiederum die Benennleistung für alle 90 Bilder kontrolliert. Die Ergebnisse im einzelnen: Nach jeder Therapiephase wurden die Bilder des geübten Sets besser als die Bilder der ungeübten Sets benannt. Beide Übungsformen waren in dieser Hinsicht erfolgreich! Es gab jedoch keinen Transfer auf ungeübtes Material, ein Ergebnis, das bei einer isolierten Störung im phonologischen Ausgangslexikon zu erwarten war. (*Anmerkung:* Die Charakterisierung dieser Störung bleibt etwas unklar, da jedoch über das Lesen zumindest in einigen Fällen eine korrekte phonologische Repräsentation entwickelt werden konnte, liegt wohl eine Aktivierungsstörung vor.)

Die beschriebenen Therapieeffekte wurden auch noch drei Wochen nach Therapieende nachgewiesen. Weitere Kontrollen konnten jedoch nicht durchgeführt werden.

Fall 2 b

GMA soll hier nur kurz kommentiert werden. Der Patient hatte eine vergleichbare Störung im Wortabruf wie RBO. Seine Spontansprache war jedoch flüssig, und beim Benennen kamen neben Umschreibungen auch semantische Paraphasien vor, die jedoch sofort als falsch zurückgewiesen wurden, da keine semantische Störung vorlag. Für die Therapie wurden wieder 80 Bilder ausgewählt, die GMA in einem Vortest nicht benannt hatte. Die Bilder wurden gleichmäßig auf drei Übungsbedingungen sowie eine untrainierte Kontrolle verteilt. Übungsbedingungen waren: (1) Bild und geschriebenes Wort gleichzeitig, wobei GMA das Wort laut vorlesen sollte. (2) Nur die geschriebenen Wörter wurden zum lauten Lesen präsentiert. (3) Nur die Bilder wurden vorgelegt. Beim Benennen wurden phonematische Hilfen (Anlaut/1. Silbe/ganzes Wort) gegeben. Wie im ersten Fall wurde immer die korrekte Wortform erarbeitet. Die Übungsserien wurden wie im Fall 1 zeitlich getrennt durchgeführt. Als Ergebnis stellt sich heraus, daß – wie im Fall RBO – *nur* die geübten Wörter besser aktiviert werden konnten. Es gab keinen Transfer auf semantisch verwandtes, jedoch ungeübtes Wortmaterial. Eine Langzeitkontrolle konnte diese Übungseffekte sogar noch nach 17 Monaten nachweisen.

Die Ergebnisse beider Studien zeigen: Bei isolierten Störungen im phonologischen Ausgangslexikon sind Übungen der Wortform effektiv, obwohl wir nicht genau sagen können, welche Prozesse sich durch diese Übungen verändert haben (vgl. Hypothese 1 und 2 zu Beginn dieses Kapitels). Was diese Studien aber auch zeigen: Ein Transfer auf semantisch und/oder phonologisch verwandte Wörter findet nicht statt.

Zwei weitere Studien sollen noch kurz angesprochen werden.

6.4.3 Fall 3

Le Dorze u. Mitarb. (1994) gingen von der Überlegung aus, daß bei vielen sogenannten „semantischen" Aufgaben, wie z. B. Diskriminieren von auditiv oder visuell angebotenen Wörtern, die *Wortform* immer gleichzeitig mitpräsentiert wird. Sie überprüften daher in einem Experiment, ob genau *diese Kombination* den entscheidenden Übungseffekt bewirkt.

Patient R. B. wurde 10 Monate nach dem Ereignis in die Studie aufgenommen. Zu diesem Zeitpunkt war das auditive und schriftliche Wortverständnis unauffällig. In der Spontansprache fielen deutliche Wortfindungsstörungen auf. (Schreiben war nicht möglich.) In einem Vortest zeigten sich beim Benennen neben Nullreaktionen einige semantische Paraphasien, jedoch wenige Umschreibungen und keine phonematischen Fehler.

Für die Studie wurden diejenigen Bilder verwendet, die R. B. im Vortest nicht benennen konnte. Es wurden zwei Übungsformen eingesetzt:

(a) Formal-semantisch
– Zeigen eines Bildes, das vom Untersucher benannt worden war. 3 Ablenker waren mit dem Zielbild semantisch verwandt, 2 Ablenker waren neutral.
– Zuordnen eines schriftlichen Wortes (Material s. o.).
– „Ja-Nein"-Fragen beantworten, die eine semantische Beurteilung verlangen, wobei das Zielwort immer in der Frage erwähnt wurde.
(b) Nur semantisch
– Zeigen eines Bildes nach mündlicher Definition ohne Nennung des Namens (Material s. o.).
– Zuordnen einer schriftlichen Definition.
– „Ja-Nein"-Fragen beantworten, die eine semantische Beurteilung verlangen (ohne Erwähnung des Zielworts).
Zu beachten ist, daß der Patient bei *keiner* dieser Übungsformen die Zielwörter benennen mußte.

In jeder Sitzung wurden 20 Bilder mit den oben beschriebenen Ablenkern verwendet, je 10 für die beiden Techniken, die alternierend ebenfalls in jeder Sitzung eingesetzt wurden. Auf die täglichen Kontrollen möchte ich hier nicht eingehen, sondern nur das Endergebnis nach 11 Übungstagen darstellen. Für alle Items, die mit der formal-semantischen Technik geübt worden waren, gab es einen signifikanten Unterschied in der Benennleistung vor und nach der Therapie. Demgegenüber gab es keinen signifikanten Unterschiede bei denjenigen Items, die ausschließlich semantisch bearbeitet worden waren. Es scheint daher tatsächlich ausschlaggebend zu sein, ob bei „semantischen" Übungen die Wortform ebenfalls aktiviert wird. Und noch etwas ist für die therapeutische Praxis entscheidend: Der Übungseffekt verschwand nach einigen Tagen. Das bedeutet, daß stabile Effekte vermutlich erst nach intensiven Wiederholungen erreicht werden können.

Die letzte hier beschriebene Therapiestudie befaßt sich mit der Frage, inwieweit ein Training der *schriftlichen* Wortfindung sich auf den mündlichen Abruf auswirkt. Ferner wird durch den Vergleich von zwei Patienten mit unterschiedlichen Mechanismen bei der Aktivierung schriftlicher Wörter auch demonstriert, daß bei ein und demselben Verfahren Speicher und Routen sehr unterschiedlich genützt werden. Aber gerade diese unterschiedlichen Routen könnten bewirken, daß unterschiedliche Transfereffekte auftreten. Andererseits ist aber auch denkbar, daß bei sorgfältiger Analyse der Wortverarbeitungsprobleme (oder aber der benutzbaren Umwegstrategien) Patienten mit verschiedenen Störungen von dem gleichen Therapieverfahren profitieren könnten!

6.4.4 Fall 4 a/b

Das computergestützte Programm zum schriftlichen Benennen von Deloche u. Mitarb. (1993) enthielt für jeden der beiden untersuchten Patienten 80 Bilder, von denen in einem Vortest ungefähr die Hälfte korrekt schriftlich benannt worden war. 40 weitere Bilder (mit vergleichbaren Anteilen korrekter/inkorrekter Lösungen) dienten als Kontrolle. Es gab 5 Arten der Hilfestellung, die vor der Bildpräsentation eingeblendet wurden: (1) Lückensatz, (2) Artikel, (3) erster Buchstabe, (4) erste Silbe oder die ersten beiden Buchstaben bei einsilbigen Wörtern, (5) Anagramm des Zielwortes. Jedes der Übungswörter wurde jeder dieser Hilfsbedingungen randomisiert zugeordnet, so daß es also fünf Durchgänge gab. Es gab zudem zwei Übungsvarianten, nämlich ohne bzw. mit Fehlerfeedback und entsprechender Korrektur. Um die Beziehung von mündlicher und schriftlicher Benennung zu ermitteln, wurden ferner in einem Vortest die schriftlichen und mündlichen Benennungen des gesamten Bildmaterials überprüft. Die Untersuchung wurde mit zwei Patienten durchgeführt.

a) Patientin R. B. hatte 10 Monate nach dem Ereignis noch leichte Wortfindungsstörungen, mit seltenen phonematischen und semantischen Paraphasien. Mündliches und schriftliches Sprachverständnis waren weitgehend erhalten, ebenso das laute Lesen. Beim Schreiben zeigten sich Störungen, die dem Bild einer sogenannten Oberflächenagraphie entsprachen, d. h. sie versuchte häufig über eine Phonem-Graphem-Konvertierung die schriftliche Wortform zu erreichen, was zu fehlerhafter Orthographie, Wortlängeneffekten und insbesondere zu Verwechslungen bei homophonen Wörtern führte. (Zu beachten ist hier auch, daß es sich um eine französische Untersuchung handelt!)

Für diese Patientin war die Hilfe durch Anagramme besonders erfolgreich, wogegen die Lückensätze (d. h. semantische Kontexthilfen) keinen signifikanten Effekt zeigten. Da die Lautsprache für diese Patientin beim schriftlichen Benennen die führende Rolle hatte, waren bei einem Retest in dieser *unbehandelten* Modalität größere Verbesserungen festzustellen als in der behandelten schriftlichen Modalität.

b) Patientin G. C. mit chronischer Aphasie (Krankheitsdauer über 10 Jahre) zeigte in ihrer Spontansprache Wortfindungsprobleme, semantische und phonematische Paraphasien sowie Umschreibungen. Die Schriftsprache war für die Verarbeitung existierender Wörter relativ gut. Pseudowörter konnten nicht verarbeitet werden. Das Nachsprechen war schwer gestört. Alles in allem bestand das Bild einer Leitungsaphasie. Im Kontrast zu der vorher beschriebenen Patientin versuchte sie, die erschwerte Wortfindung über die Aktivierung der orthographischen Repräsentation in Gang zu setzen. Diese Hypothese wurde aus der Fehleranalyse des Vortests abgeleitet (vgl. Deloche u. Mitarb. 1993). Bei dieser Patientin ergab sich zwar auch ein Therapieeffekt nach dem oben beschriebenen Training, *aber* der Transfer in die mündliche Benennleistung fand *nur für geübte* Beispiele statt. D. h., der bevorzugte Weg lief weiterhin über die schriftliche Repräsentation.

Das Ergebnis dieser letzten Studie zeigt eindrucksvoll, wie eine identische Methode bei Patienten mit scheinbar ähnlichen Wortfindungsproblemen ganz verschiedene Therapieeffekte erzeugen kann, weil unterschiedliche Störungen von Speichern oder Routen zu unterschiedlichen Umweg- oder Aktivierungsstrategien führen!

In diesem Kapitel konnten nicht alle schon veröffentlichten Therapiestudien oder Methoden besprochen werden. Insbesondere der „Autocue" (eine Hilfe, die der Patient sich selbst gibt, nachdem er beispielsweise das Buchstabieren und die Umsetzung von Lauten in Buchstaben wieder erlernt hat) wurde – abgesehen von dem eigenen Fall Mu. – ausgeklammert.

Gerade in diesem Bereich muß noch viel Forschung geleistet werden! Denn derzeit ist noch ungeklärt, welche Patienten von einer derartigen Hilfe, die den Wiederaufbau der Schrift involviert, überhaupt profitieren können.

Weitgehend ausgeklammert wurden auch Therapiebeispiele aus der Zeit der Spontanremission. Die Praxis zeigt jedoch, daß auch während der Spontanremission eine systematische Therapieplanung durch eine genaue Analyse gestörter Speicher oder Routen erleichtert wird.

Für einen Überblick über die derzeitige Therapieforschung werden folgende Arbeiten empfohlen:

Bastiaanse u. Mitarb. (1996), Greenwald u. Mitarb. (1995), Kremin (1993), Le Dorze u. Mitarb. (1995), Nickels (1992), Nickels u. West (1996 a/b), Raymer u. Mitarb. (1993).

7 Übungsvorschläge

In den voraufgegangenen Kapiteln wurde immer wieder erwähnt, daß auch eine sorgfältige Analyse von gestörten/intakten Prozessen der Wortverarbeitung noch keinen eindeutigen Hinweis auf Therapietechniken liefert (vgl. hier auch die angeführten Therapiestudien). Dies gilt insbesondere dann, wenn an mehreren/unterschiedlichen funktionalen (s. Modell) „Orten" Störungen feststellbar sind. Und dies betrifft die Mehrzahl der Patienten, mit denen wir in der Praxis konfrontiert sind. Die Übungszusammenstellung liefert daher auch kein Rezept, sondern sie soll als „Ideenbörse" verstanden werden.

Viele der hier vorgeschlagenen Übungen können auch für ein diagnostisches „Screening" eingesetzt werden, um z. B. modalitätsspezifische Leistungsunterschiede bei auditiver oder visueller Wortverarbeitung abzuklären, da identisches Material sowohl mündlich als auch schriftlich angeboten werden kann. Für ein solches Screening ist jedoch zu berücksichtigen, daß bei den Vorschlägen die „Wortfrequenz" vernachlässigt wurde. (Entsprechende Frequenzlisten müßten erst allgemeingültig erarbeitet werden.)

Bei Übungsvorschlägen mit Schriftmaterial wurden ferner Aspekte wie z. B. visuelle Komplexität oder Wortlänge ausgeklammert, da hier spezielle Leseprobleme vorliegen, die eine gesonderte Therapie erfordern.

Verständlicherweise sind auch nicht alle denkbaren Übungen aufgenommen. Bei der Zusammenstellung wurde jedoch darauf geachtet, daß neben „Kernübungen" auch genügend Hinweise auf die Aufbereitung von individuellem Material gegeben werden. Viele der Übungen sind mit Unterstützung von Bildmaterial durchzuführen. Ist für die entsprechende Übung schon Bildmaterial im Handel, wird darauf verwiesen.

Dies gilt auch für andere Übungen. Werden spezielle Übungen vorgeschlagen, die inzwischen schon publiziert sind, gibt es exemplarische Beispiele mit Quellenangabe.

Generell ist zu sagen, daß auch noch nicht publizierte Übungsvorschläge primär exemplarisch dargestellt werden, da eine größere Anzahl von Übungsbeispielen den Rahmen dieses Buches sprengen würde.

Bei den Übungsbeschreibungen werden rezeptive Aufgaben immer als erstes erwähnt. Wenn das gleiche Material für den Wortabruf (Produktion) sinnvoll eingesetzt werden kann, wird dies vermerkt.

In einem gesonderten Abschnitt werden Aufgaben bzw. Hilfestellungen für das Benennen, die schon vereinzelt an anderen Stellen diskutiert wurden, noch einmal übersichtlich zusammengestellt.

Um die Auswahl zu erleichtern, wird zunächst ein Überblick über alle Übungen den Übungsbeschreibungen vorangestellt.

Generell werden bei der Auflistung der Übungen das Übungsziel und der Verweis auf das Modell immer zuerst genannt.

Anschließend werden die entsprechenden Übungen aufgeführt. Nähere Charakterisierungen finden sich dann in den Übungsbeschreibungen.

7.1 Überblick

Übungen mit dem Schwerpunkt „Semantik" stehen an erster Stelle. Die Übungen sind in folgende Gruppen aufgeteilt:

Rezeptive Übungen mit Bildmaterial

Ziel: Überprüfung/Übung „vorsprachlicher" Konzepte.

> *Übungen:*
> – Beziehungen erkennen (7.2.1).
> – Semantisches Sortieren (7.2.2).

Ziel: Überprüfung/Übung des Zugangs vom auditiven/orthographischen Eingangslexikon in das semantische System.

> *Übung:* Aktivierung/Differenzierung unterschiedlicher semantischer Beziehungen:
> – Wort-Bild-Zuordnen (7.2.3).

Rezeptive Übungen ohne Bildmaterial

Ziel: Überprüfung/Übung des Zugangs vom (auditiven)/orthographischen Eingangslexikon in das semantische System bei unterschiedlichen Wortarten/unterschiedlicher Abstraktheit.

> *Übung:* Aktivierung/Differenzierung unterschiedlicher semantischer Beziehungen (Variablen z. B.: Wortart/Abstraktheit, s. o.):
> – Eleminieren eines unpassenden Elementes (7.3.1).
> – Zuordnen von Wörtern nach semantischen Kriterien (7.3.2).
> – Reihen bilden (7.3.3).
> – Synonyme/Antonyme erkennen (7.3.4).

Produktive Übungen ohne Bildmaterial

Ziel: Aktivieren semantischer Merkmale bei konkreten/abstrakten Wörtern.

> *Übung:* Differenzieren zwischen semantisch verwandten Wörtern unter Berücksichtigung verschiedener Wortarten:
> – Definieren vorgegebener Wörter (7.4.1).
> – Wörter mit zwei Bedeutungen erklären (7.4.2).
> – Unterschiede bedeutungsähnlicher Wörter erklären (7.4.3).
> – Analogien herstellen (7.4.4).
> – Implikationen finden (7.4.5).

Übungen zur Phonologie

Unter das Stichwort „Phonologie" werden auch lexikalische Entscheidungsaufgaben sowie schriftsprachliche Varianten subsumiert.
Ziel: Überprüfung/Übung der Phonemdiskrimination („auditive Analyse").

Übung: „Gleich – ungleich" bei Pseudowörtern und Wörtern (7.5.1).

Ziel: Überprüfung/Übung der auditiven bzw. visuellen Worterkennung (auditives/orthographisches Eingangslexikon).

Übung: Lexikalisches Entscheiden (7.5.2).

Ziel: Differenzieren zwischen phonematisch ähnlichen Einheiten im auditiven/orthographischen Eingangslexikon.
Aktivieren der entsprechenden Repräsentationen im semantischen System.

Übung: Differenzieren zwischen phonematisch ähnlichen Einheiten im phonologischen Ausgangslexikon (s. Variante):
– Verstehen von Minimalpaaren (7.5.3).
– Variante: Produzieren von Minimalpaaren (7.5.3).

Ziel: Aktivierung von Wortformen im phonologischen Ausgangslexikon durch auditive/schriftliche Vorgabe von Wörtern (Variante: Vorgabe von Bildern).

Übung: Überprüfung des „stillen Wortwissens":
– Reimurteile (7.5.4).

Ziel: Phonematische Gliederung von Wörtern im phonologischen Ausgangslexikon.

Übung: Ordnen von Phonemfolgen (7.5.5).

Hilfestellungen beim Benennen

– Kontexte (7.6.1).
– Semantische Hilfen (7.6.2).
– Phonematische Hilfen (7.6.3).
– Verbindung von semantischem System und phonologischem Ausgangslexikon (7.6.4).

Damit ist der Überblick abgeschlossen. Es folgen die ausführlichen Übungsbeschreibungen.

7.2 Übungen zur Semantik (mit Bildmaterial)

„Vorsprachliche", d.h. *rein bildliche* Übungen zur Semantik lassen sich als Sortier-oder Zuordnungsaufgaben durchführen. Sie sind einsetzbar bei schweren expressiven und/oder rezeptiven Störungen. U.U. können sie bei Vorliegen vieler semantischer Paraphasien auch als „Screening" zur Abklärung vorsprachlicher Konzepte verwendet werden. Das Bildmaterial kann häufig aus eigenem Fundus zusammengestellt werden.

7.2.1 Beziehungen erkennen

(Adaptiert aus „Pyramids and Palm Trees" von Howard u. Patterson [1992], einem Test zur Überprüfung vorsprachlicher Konzepte.)

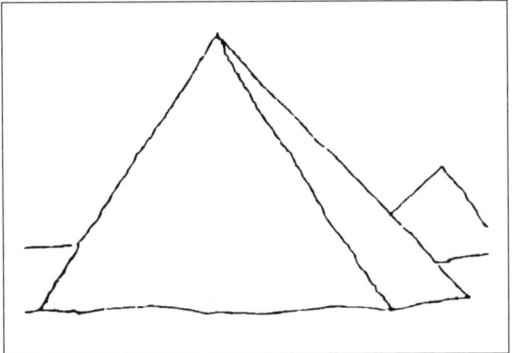

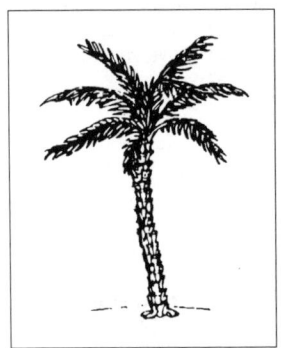 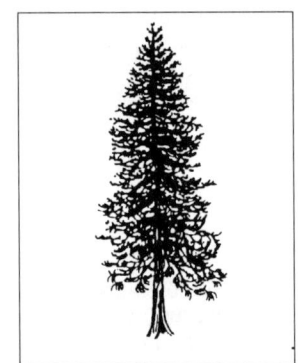

Abb. 7.**1**

Benötigt werden drei Bilder: 1 Referenzbild und 2 weitere Bilder (z.B. Kohyponyme), von denen jedoch nur eines in einer *semantischen* oder *situativen* Beziehung zu dem Referenzbild steht. Das passende Bild soll dem Referenzbild zugeordnet werden. Die ausgewählten Beispiele (ebenso die Illustration) entstammen dem Material von Howard u. Patterson (s.o.).

Beispiel:
Referenzbild „*Pyramide*"/Wahlbilder „Palme – Tanne".
Semantische oder situative Beziehungen können sehr vielseitig sein. So z. B. Teil –
Ganzes/Ort/Produkt/Gebrauch/Futter/soziale Situation u. a. m.
Beispiele:
– Referenzbild „*Hahn*"/Wahlbilder „Regenwurm – Schlange".
– Referenzbild „*Brille*"/Wahlbilder „Ohr – Auge".
– Referenzbild „*Streichhölzer*"/Wahlbilder „Birne – Kerze".

7.2.2 Semantisches Sortieren

Bei schweren expressiven/rezeptiven Störungen sind kategoriale Sortieraufgaben
sinnvoll, um die vorsprachliche oder sprachliche „Quelle" der Wortabruf- bzw. Wort-
verarbeitungsstörung einzugrenzen. Derartige Aufgaben lassen sich in verschiedenen
Varianten durchführen.

Vorgabe je eines Referenzbildes zu Alltagskategorien

Hierbei sollten prototypische Objekte als Vertreter einer Kategorie benützt werden.
Z. B. „Auto" für „Fahrzeug" oder „Tisch" für „Möbelstück". Den Referenzbildern
sollen dann weitere Bilder zugeordnet werden. Als Einstiegsübung empfiehlt sich, nur
typische/häufige Vertreter einer Kategorie auszuwählen. Wie viele Kategorien gleichzeitig bearbeitet werden können, muß im Einzelfall überprüft werden.
Anmerkung: Diese Aufgabe läßt sich bei Störungen der semantischen Verarbeitung von schriftlichen Wörtern auch mit Schriftkarten durchführen.
Der folgende Aufgabenvorschlag stammt aus einer Untersuchung zur semantischen Verarbeitung von Bildern/Wörtern bei den unterschiedlichen aphasischen Syndromen.

Vorgabe mehrerer (z. B. drei) Referenzbilder, aus denen ein Konzept gebildet werden soll (Schmidt-Heikenfeld 1987)

Diesen Bildern sollen weitere zugeordnet werden, die sehr typische, aber auch weni-
ger typische Objekte der in Frage stehenden Kategorie darstellen. Zusätzlich werden
Ablenker angeboten. Ablenker können aus Personen, Örtlichkeiten, assoziativ ver-
bundenen Objekten oder benachbarten Kategorien bestehen.
Beispiel: Musikinstrumente (Schmidt-Heikenfeld a. a. O.)
Referenzbilder: „*Klavier – Horn – Glocke*"/zuzuordnende Bilder: „Trompete –
Geige – Gitarre – Flöte – Baß – Trommel – Harfe – Mundharmonika – Flügel – Xylo-
phon – Zither – Rassel".
Ablenker: „Sängerin – Dirigent – Pfarrer – Theater – Kirche – Turm – Opernglas –
Notenbuch – Notenständer – Plattenspieler – Tonband – Lautsprecher".
Zu Übungszwecken empfiehlt es sich, die Menge der Ablenker zu reduzieren.

7.2.3 Wort-Bild-Zuordnen

Die hier aufgelisteten Übungen gehören zu den „klassischen" Wortverständnisübungen mit Bildmaterial. Je nach Bedarf lassen sie sich mündlich oder schriftlich (d. h. mit Wortkarten) durchführen. Für die Darbietung sind zwei Varianten denkbar, nämlich entweder die Vorlage mehrerer Bilder, aus denen nach mündlicher oder schriftlicher Vorgabe das Zielbild auszuwählen ist, oder aber die Vorgabe eines einzelnen Bildes, wobei aus einem Angebot mehrerer Wörter das passende erkannt werden muß. Diese zuletzt genannte Version wird auch in einigen Fallbeispielen verwendet, um etwaige Unterschiede in der rezeptiven und expressiven semantischen Verarbeitung zu analysieren.

Sowohl Schwierigkeitsgrade als auch die Art der semantischen Beziehungen von Zielbild und Ablenker können je nach Bildzusammenstellungen systematisch variiert werden. Als Faustregel läßt sich festhalten: Je näher die semantische Verwandtschaft der Auswahlbilder ist (z. B. Kohyponyme) und je weniger die dargestellten Objekte für eine spezielle Kategorie typisch sind, desto schwieriger wird die Übung bei Vorliegen einer Störung in der Aktivierung semantischer Merkmale. Ferner: je weniger frequent die Stimuluswörter sind und je spezieller die semantische Relation, die zwischen Stimulus und Zielbild besteht (z. B. bei der Unterscheidung von homologen Körperteilen bei Tieren und Menschen wie etwa „Fisch – Maul/Vogel – Schnabel/Mensch – Mund/Hund – Schnauze"), desto schwieriger wird die Aufgabe bei Vorliegen von Störungen der semantischen Verarbeitung. Eine weitere Schwierigkeitssteigerung läßt sich durch Vorgabe von Homonymen (z. B. „Hahn" – Zielbild „Wasserhahn") bei gleichzeitigen semantischen Ablenkern (z. B. „Ente") erreichen (Beispiele aus dem AAT).

Besteht der Verdacht auf eine gemischte Störung, die sowohl die semantische als auch die phonematische Verarbeitung betrifft, können Ablenker sowohl semantisch als auch phonematisch sein (z. B. Zielbild „Kirsche", Ablenker „Pflaume"/„Kirche").

Mit Bildern kann auch die Aktivierung von Oberbegriffen oder aber die Aktivierung einzelner, semantisch relevanter Merkmale (z. B. bestimmte Eigenschaften/Tätigkeiten) gefördert werden. Da jedoch Oberbegriffe (z. B. „Werkzeug") oder Eigenschaften (z. B. „sauer") oder Tätigkeiten (z. B. „kratzen") nicht direkt dargestellt werden können, müssen sie indirekt erschlossen werden.

Im folgenden werden einschlägige Übungen (mit Bildmaterial) und ihre Quellen aufgelistet.
– Verstehen von klangähnlichen und bedeutungsähnlichen/situativ ähnlichen Substantiven (Engl u. Mitarb. 1996; 1.1.2 Varianten 1–3).
– Zuordnen eines Oberbegriffs zu einem Gegenstandsbild (Engl u. Mitarb. 1996, 1.1.3).
– Zuordnen eines „Teils" zu einem „Ganzen" (Engl u. Mitarb. 1996, 1.1.4).
In Vorbereitung ist eine erweiterte und verbesserte Zusammenstellung des Bildmaterials von Engl u. Mitarb. Die neue Version enthält alle Bildzusammenstellungen auf jeweils gesonderten Übungsblättern. Ferner gibt es zu jeder Serie einen Protokollbogen. Die Übungen pro Serie sind zahlenmäßig angeglichen, so daß objektive Vergleiche möglich sind (s. Gröne u. Mitarb.).

Eine weitere systematisch aufgebaute Übungssammlung mit Bildmaterial wurde von Neubert u. Mitarb. (1995) herausgegeben. Das Material (Schwarzweißzeichnungen) ist sowohl für das auditive als auch für das schriftliche Wortverständnis und ebenso für das Benennen einsetzbar. Das schriftliche Wortmaterial auf den Übungsblättern läßt sich problemlos abdecken.

Die behandelten semantischen Relationen und der Übungsaufbau werden im folgenden kurz aufgelistet.

Kohyponyme (2 Serien mit je 30 Aufgaben), Übungsaufbau

Beispiel: Zielbild „Apfel"/naher semantischer Ablenker „Birne"/semantischer Ablenker aus einem benachbarten Feld „Möhre"/situativer oder pragmatischer Ablenker „Apfelbaum"/beziehungsloser Ablenker „Radio". In der zweiten Serie sind die semantischen Ablenker die Zielbilder (mit entsprechenden leichten Änderungen der situativen oder pragmatischen Ablenker).

Teil – Ganzes (4 Serien, meist 20 Aufgaben), Übungsaufbau

Beispiel (Serie 1): Zielbild „Busch"/Ablenker „Ast" (Teil des Zielgegenstandes)/Ablenker „Stamm" (Teil eines semantisch verwandten Konzeptes „Baum")/situativer Ablenker „Nest"/beziehungsloser Ablenker „Ohr".

Beispiel (Serie 2): Zielbild „Schublade"/Ablenker „Kommode" (Ganzes)/Ablenker „Regal" (semantisch verwandter Ablenker)/situativer Ablenker „Wäsche"/beziehungsloser Ablenker „Turm".

(Serie 2 ist aufgrund des selteneren Wortmaterials bzw. der teilweisen Unvertrautheit oder aber der visuellen Ähnlichkeit der dargestellten „Teile" schwieriger als Serie 1.)

Die Serie 3 (semantische Ähnlichkeit) besteht aus jeweils 2 Bildpaaren pro Übungsblatt. Es handelt sich dabei überwiegend um Kohyponyme. Die in Frage kommenden (meist homologen Teile) sind mit einem Pfeil markiert. Beide Zielwörter werden vorgegeben und müssen zugeordnet werden. *Beispiel:* „Hirsch – Stier"/Zielwörter „Geweih – Gehörn".

Die Serie 4 („Konzept") enthält pro Übungsblatt je zwei Zeichnungen, deren konzeptuell relevante Einzelteile durch Pfeile markiert sind. Die entsprechenden Wörter sollen zugeordnet werden. *Beispiel:* „Herd"/Zielwörter „Kochplatte – Schalter – Backröhre".

Semantische Felder (52 Aufgaben mit unterschiedlicher Anzahl von Bildern)

Den Bildern sollen die entsprechenden Wörter zugeordnet werden. Neben sehr häufigen Feldern (wie z. B. „Kleidung/Möbel/Haustiere" usw. können auch seltenere Felder wie z. B. „Autozubehör" oder „Landschaften" bearbeitet werden.

Situative Relationen (36 Bildpaare)

Die Zusammenstellung dieses Übungsmaterials geht von der Beobachtung aus, daß bei schweren Aphasien Fehlbenennungen häufig in situativer Beziehung zum Zielwort stehen. Die Übungsbeispiele wurden nach sehr unterschiedlichen situativen Beziehungen ausgewählt. Z. B. gleicher Handlungszusammenhang („Postbote – Brief") oder Produkt – Material („Mehl – Kuchen") u. a. m. Wie Neubert u. Mitarb. betonen, eignet sich diese Übung als „Einstieg" für Patienten mit schweren semantischen Störungen.

„Homophone" (28 Aufgaben mit je 5 Bildern)

Jeweils *eine* Bedeutungsvariante wird durch das Zielbild dargestellt. Zu diesem Zielbild wird ein möglichst naher semantischer Ablenker präsentiert. Anstelle der zweiten Bedeutung werden semantisch engverwandte Begriffe dargestellt. *Beispiel:* „Stollen"/Zielbild „Bergwerksstollen"/Ablenker zum Zielbild „Tunnel"/Ablenker zur nicht dargestellten (zweiten) Bedeutung „Brot – Kuchen"/beziehungsloser Ablenker „Kamm".

Anhand dieser zuletzt beschriebenen Übung wird deutlich, daß auch sehr diffizile semantische Störungen mit entsprechend aufbereitetem Bildmaterial untersucht und behandelt werden können.

7.3 Übungen zur Semantik (ohne Bildmaterial)

Da es hierzu inzwischen schon eine Menge publizierter Übungen gibt, werden nur ausgewählte Beispiele zur Verdeutlichung des Konstruktionsprinzips vorgestellt. Das Sprachverständnis steht wieder im Vordergrund. Auf Varianten zur Sprachproduktion wird hingewiesen.

Der Vorteil nicht bildgestützter Übungen besteht in der großen Variationsbreite des Wortmaterials, das bearbeitet werden kann, da Wortart oder Abstraktheit hier keine Rolle mehr spielen. Auch die semantischen Relationen, die erkannt oder bearbeitet werden sollen, können vielfältiger variiert werden. In vielen Fällen lassen sich vorgeschlagene Übungen auditiv und/oder schriftlich durchführen. Dies ist von besonderer Bedeutung, wenn es Leistungsunterschiede in beiden Modalitäten gibt. Bei auditiver Durchführung muß allerdings sichergestellt werden, daß der auditive Arbeitsspeicher eine derartige Aufgabe bewältigen kann.

Arbeitsspeicherprobleme kann es aber auch bei schriftlichen Aufgaben geben! Dies zeigt sich insbesondere dann, wenn unaufbereitete Zuordnungslisten verwendet werden, wie sie im Schulunterricht üblich sind (z. B. Übungsmaterial à la LÜK).

Da es im vorliegenden Buch um die Verarbeitung *isolierter Wörter* geht, werden im folgenden alle satzsemantischen Übungen (z. B. Lückensätze mit Ergänzungen im Multiple-choice-Verfahren) ausgeschlossen. Ausgenommen sind prädikative Zuordnungen mit „ist", durch die formal ein „Satz" entstehen kann.

Für die rezeptive Verarbeitung gibt es typische Übungsverfahren wie z. B.

7.3.1 Eliminieren eines unpassenden Elements

„Unpassende" Elemente können aus falschen Unterbegriffen vorgegebener Kategorien bestehen, wobei die Kategorien nicht unbedingt explizit genannt sein müssen, da sie aus dem Wortmaterial abgeleitet werden können (oder sollen). Unpassend können jedoch auch Teile/Material/Eigenschaften/Handlungen/u. a. m. sein. Auch unterschiedliche Relationen zwischen Verben und Nomen (z. B. Objekt oder Instrument) können bearbeitet werden. Ebenso lassen sich Übungen zu Wortfeldern bei Verben und Adjektiven oder aber abstrakten Wörtern konstruieren. Schwierigkeiten können durch geringere oder größere Nähe unpassender und passender Begriffe variiert werden. Daher sind derartige Übungen für unterschiedlich schwer gestörte Patienten geeignet.

Einige Beispiele:
- „Kategorie" *Geschirr* Teller/Tasse/Messer/Schüssel/Kanne.
- „Kategorie" (abstrakte Wörter) „*Krankheiten*" Masern/Grippe/Keuchhusten/Muskelkater.
- „Teile" *Stuhl*/Beine/Lehne/Boden/Sitzfläche.
- Verb – Objekt „*gießen*" Pflanzen/Tiere/Blumen/Gummibaum.
- „Handlungen" *Wasser* fließen/tropfen/rauschen/kullern/strömen.
- „Wortfeld" sehen/schauen/gucken/lesen/betrachten.

Beispiele und einschlägiges Übungsmaterial finden sich in Engl u. Mitarb. 1982/1996 sowie in Neubert u. Mitarb. 1992. Viele Übungen können (bzw. müssen!) jedoch auch selbst hergestellt werden, wobei der Duden Bd. 8 eine hilfreiche Materialquelle bildet.

7.3.2 Zuordnen von Wörtern nach semantischen Kriterien

Diese Form der Präsentation stellt eine eigene Übungsvariante dar, die je nach Anzahl der angebotenen Zuordnungsmöglichkeiten zu unterschiedlichen Belastungen des visuellen (oder auditiven) Arbeitsspeichers führen kann. Für die Zuordnungsübungen können die gleichen semantischen Kriterien verwendet werden wie oben, z. B. Kategorie/ Teil – Ganzes/spezifische Eigenschaft/Handlung/Bedeutungsnähe/Gegensätze u. s. w.
Beispiele:
Vorgabe der Kategorie *„Tiere"* – *„Kleidung"*. Zuzuordnen sind „Birne/Rock/ Katze/Apfel/Hose/Bett/Schwein".
Die Schwierigkeit läßt sich durch Vorgabe semantisch ähnlicher Oberbegriffe steigern: z. B. Vorgabe *„Obst"* – *„Gemüse"* – *„Gebäck"* usw. Zuzuordnen sind „Brezel/ Melone/Pfeffer ... usw." (Beispiele aus Neubert u. Mitarb. 1992).
Generell schwieriger sind Übungen, die eine Zuordnung nach semantischer Nähe verlangen. Daher sind die nachfolgenden Übungen für Patienten gedacht, die Basisunterscheidungen weitgehend sicher sowohl rezeptiv als auch expressiv treffen können, die jedoch durch semantische Unsicherheiten auffallen.
Beispiel:
Vorgabe: *„schauen – hören – sprechen ..."* Zuzuordnen sind „sehen/reden/lauschen ..."
Eine weitere Variante betrifft die kontextabhängige Verwendung semantisch ähnlicher Verben oder Adjektive.
Beispiele:
Vorgabe: *„Blumen – Obst – Brot – Tiere"*. Zuzuordnen sind „faulen/verwelken/ schimmeln/verenden ..." (vgl. auch Neubert u. Mitarb. 1992).
Für die folgenden Vorschläge gibt es m. W. kaum veröffentlichtes Material. Als Bezugsquelle für Ideen eignet sich neben dem Duden Bd. 8 auch Ferenbach u. Schüßler (1970).

Zuordnen semantisch verwandter Wörter nach Bewertungen

Beispiele:
– *„wenig – viel"*: Strohfeuer – Brand/Ärger – Wut/Schwips – Rausch/Lächeln – Lachen/Bescheidenheit – Demut/usw. ...
– *„klein – groß"*: Dorf – Stadt/Krümel – Brocken/Schwindel – Lüge.
– *„positiv – negativ"*: sparsam – geizig/fromm – bigott/ordentlich – pedantisch/einfühlsam – sentimental/klug – gerissen/usw. ...

7.3.3 Reihen bilden

In einigen Wortfeldern ist die Ordnung durch Steigerungen im positiven (mehr) oder negativen (weniger) Sinn (s. o.) vorgegeben. Übungen können darin bestehen, vorgegebene Wörter in die korrekte Reihenfolge zu bringen.

Beispiele:
- Substantive „Stein – Haufen – Hügel – Berg – Gebirge".
- Adjektive „schlank – dünn – mager – dürr – ausgemergelt".
- Verben „schlendern – bummeln – gehen – laufen – rennen – rasen".

7.3.4 Synonyme/Antonyme erkennen

Die Wahl der Ablenker kann je nach mündlicher oder schriftlicher Vorgabe variiert werden (z. B. Ablenker mit visueller Verwandtschaft zum Referenzwort/bei Antonymen z. b. auch mit semantischer Ähnlichkeit zum Referenzwort).

Bei dem nachfolgenden Beispiel sind die visuellen Ablenker durch (v) gekennzeichnet.

Beispiele:
Synonyme (unveröffentlichtes Manuskript).
- (konkrete Substantive) *Junge* Jugend (v) – Knabe – Juwel,
- (abstrakte Substantive) *Eifer* Efeu – Eifel (v) – Fleiß,
- (Verben) *klauen* kaufen – stehlen – kauen (v),
- (Adjektive) *frech* dreist – frisch (v) – froh.

Im nächsten Beispiel zur Erkennung von Antonymen sind die visuellen Ablenker wieder mit (v), die semantischen Ablenker mit (s) markiert.

Beispiele:
Antonyme (unveröffentlichtes Manuskript):
- (Substantive) *Tadel* Tafel (v) – Strafe (s) – Lob,
- (Substantive) *Krieg* Streit (s) – Frieden – Knick (v),
- (Adjektive) *klein* kein (v) – winzig (s) – groß,
- (Verben) *verlieren* verirren (v) – finden – verlegen (s).

Derartige Übungen können bei Reststörungen auch für die Wortfindung eingesetzt werden, indem man zum Referenzwort Synonyme oder Antonyme finden läßt.

7.4 Übungen zur Semantik (Produktion)

„Klassische" Aufgaben wie das Benennen von Bildern werden an dieser Stelle nicht aufgenommen, da sie unter dem Abschnitt „Hilfestellungen beim Benennen" im Zentrum stehen.

Weitere klassische Übungen sind Aufzählungen nach Kategorien und anderen semantischen Gesichtspunkten (vgl. auch „was paßt noch dazu?", Neubert u. Mitarb. 1992). Häufig beinhalten Produktionsaufgaben eine Mischung aus semantischen und assoziativen (z. B. bei Situationsvorgaben) oder pragmatischen Aspekten der Sprachverwendung. Da dies über unser zentrales Thema hinausführt, werden solche Aufgaben nicht erwähnt.

Im folgenden werden nur ausgewählte Aufgaben für Patienten mit relativ guter Spontansprache, aber semantischen Unsicherheiten (primär in der Sprachproduktion) aufgelistet. Produktionsaufgaben dieser Art setzen immer voraus, daß bei mündlichen oder schriftlichen Vorgaben die Wortformen sicher erkannt werden.

7.4.1 Definieren vorgegebener Wörter

Die Schwierigkeiten können durch Vorgabe von konkreten bzw. abstrakten Wörtern variiert werden. Bei dieser Aufgabe ist zu berücksichtigen, daß alltägliche Wörter keine technischen „Termini" mit festgelegten Definitionen sind! Lösungen können daher sowohl in Oberbegriffen als auch in situativen Umschreibungen bestehen. Wichtig ist nur, daß *alle Merkmale genannt* werden, die den in Frage kommenden Begriff von ähnlichen (z. B. Kohyponymen) unterscheiden. Dies gilt auch für die folgenden Übungen.

7.4.2 Wörter mit zwei Bedeutungen erklären

Diese Übung verknüpft in ganz besonderer Weise Wortformen und Bedeutungen. Die üblichen Aufgaben bestehen darin, daß vorgegebene Substantive (Wortformen) in ihren Bedeutungsvarianten erklärt werden sollen.

Beispiele: „Schloß/Tor/Rost/Strauß/Kiefer/Leiter usw.

Homonyme gibt es jedoch auch bei anderen Wortarten z. B. bei Verben „versprechen/schätzen/werfen" usw. Und wie weitere Beispiele zeigen, gibt es Homonyme, die je nach Bedeutungsvariante die Wortarten wechseln, wie z. B. „Tropfen"; „Traben". Eine weitere Komplikation kann durch die Morphologie entstehen, z. B. „Bürsten"; „Pflanzen"; „Erben" usw. Bei der Zusammenstellung des Materials sollte man daher auf Eindeutigkeit achten.

Eine weitere Übung, die zur Präzisierung semantischer Merkmale dienen kann, ist:

7.4.3 Unterschiede bedeutungsähnlicher Wörter erklären

Vorgegeben werden primär Kohyponyme oder aber andere semantisch verwandte Wörter, die sich in *einem* wesentlichen Merkmal unterscheiden.

Beispiele: „Stuhl – Sessel"/„Messer – Schere"/„Brille – Lupe"/„Uhr – Wekker"/„Badeanzug – Bikini"/„Schule – Internat" ... usw.

Bei sehr leichten (!) Störungen eignen sich auch folgende Übungen:

7.4.4 Analogien herstellen

Anhand eines Wortpaares muß die semantische Beziehung herausgefunden werden, die der korrekten Ergänzung des zweiten Paares zugrunde liegt.

– „Schnabel – Vogel" „?" – Hund" („homologe" Teile).
– „Haus – Hochhaus" „?" – Stadt" („klein – groß").

Wie die Beispiele zeigen, lassen sich die semantischen Relationen variieren. Vor der Durchführung muß sichergestellt werden, daß der Patient das Muster adäquat verstanden hat.

7.4.5 Implikationen finden

Viele Wörter beinhalten *ein* spezifisches Merkmal, ohne das sie nicht sinnvoll verwendet werden können (von „übertragenem" Gebrauch einmal abgesehen). In der Übung soll dieses Merkmal explizit genannt werden.

Beispiele:
„Kein *Wald* ohne ..."/„Kein *Chef* ohne ..."/„Kein *Mord* ohne ..."
Obwohl es noch weitere Übungsvarianten zur semantischen Differenzierung gibt, wird dieser Bereich hier abgeschlossen.

7.5 Übungen zur Phonologie

Begonnen wird wieder mit Vorschlägen zu rezeptiven Übungen. Die meisten dieser Übungen können jedoch auch zum Nachsprechen/Lesen oder als Diktat verwendet werden.

Bevor Übungen zum Erkennen/Differenzieren von Wörtern durchgeführt werden können, muß sichergestellt sein, daß phonematische Unterschiede wahrgenommen werden. Für viele Patienten (insbesondere mit Wernicke-Aphasie) liegt schon hier eine Fehlerquelle, die nicht außer acht gelassen werden darf.

7.5.1 „Gleich – ungleich" bei Pseudowörtern und Wörtern

Entsprechende Übungen sind bisher m. W. nicht veröffentlicht worden. Als Konstruktionsprinzip eignen sich Minimalpaare mit systematisch wechselnden Unterschieden (vgl. auch die vorgestellten Tests). Pseudowörter können durch Austausch eines Phonems hergestellt werden. Angeboten werden jeweils identische Paare oder Paare mit minimalen Phonemunterschieden an Beginn, Mitte oder Ende.

Beispiele:
– Pseudowörter „*Lerg – Nerg*" – „*Lerg – Lerg*"
– Wörter „*Kasse – Tasse*" – „*Kasse – Kasse*".
Der Patient soll entscheiden, ob die Paare gleich oder ungleich sind. Gibt es einen Unterschied zwischen der Bearbeitung von Pseudowörtern und Wörtern, ist mit Problemen der Phonemdifferenzierung zu rechnen. Bessere Differenzierungsleistungen bei Wörtern können durch den Einfluß des Lexikons zustande kommen.

7.5.2 Lexikalisches Entscheiden

Der Patient soll entscheiden, welcher Stimulus ein existierendes Wort ist. Diese Übung kann auditiv oder auch schriftlich (oder in Kombination durchgeführt werden). Für die Konstruktion des Materials sind verschiedene Varianten denkbar: z. B. Länge/Nähe des Pseudowortes zu einem echten Wort/Grad der phonematischen Verwandtschaft der vertauschten Phoneme/Position des ausgetauschten Phonems/Wortart/Abstraktheit u. a. m. Als Übungsmaterial hierzu eignen sich die Arbeitsblätter in Neubert u. Mitarb. (1994), Kap. 1 „Segmentale Merkmale", Aufgabenart „Unterscheiden".

Angeboten werden Paare von Wörtern und Pseudowörtern, die sich nur in einem einzigen Phonem unterscheiden. Die Unterschiede sind systematisch (s. o.) variiert.

Beispiele:
– *Land – Pand*/*Kuchen – Fuchen* (konkret) *Sakel – Makel* (abstrakt) (ausgetauschte Phoneme nicht verwandt),
– *Ruder – Runer* (konkret)/*Porso – Porto* (abstrakt)/*Boder – Boden* (konkret) (ausgetauschte Phoneme verwandt),

– Schwa*l*be – Schwa*r*be (Austausch innerhalb eines Clusters).
Für lexikalische Entscheidungsaufgaben – primär auf schriftlicher Basis – eignen sich
auch die Aufgaben 3.1 bis 3.5 aus Kap. 3 und die Aufgaben 4.1 bis 4.6 aus Kap. 4 (Neubert u. Mitarb. a. a. O.). Die übrigen Aufgaben werden hier nicht berücksichtigt, da es
sich entweder um zusammengesetzte Wörter oder aber um eher schriftsprachliche
Übungen (Lückenwörter, Anagramme u. ä.) handelt, die bei phonologischen Störungen unterstützend eingesetzt werden können.
   Beispiele (Konsonantencluster):
– *Rille – Bille – Brille* (3.1; das Pseudowort soll erkannt werden).
– *Ginter – Ginster – Ginser* (3.2; das Wort soll erkannt werden).
Beispiele (Sequenzierung bei konkreten/abstrakten, 1- oder 2silbigen Wörtern):
– *Kabel – Klabe/Biller – Brille/Durst – Drust* (a. a. O. 4.1 bis 4.3),
– *Dünse – Süden – Endüs – Nüdes – Sünde* (a. a. O. 4.5)
Die Beispiele mögen genügen, um das Konstruktionsprinzip zu verdeutlichen.
   Der nächste Abschnitt behandelt einen Bereich, der meist bei Störungen der phonologischen Verarbeitung im Mittelpunkt steht.

7.5.3 Verstehen von Minimalpaaren

Wie im Verlaufe des Buches immer wieder betont wurde, heißt „Verstehen", daß zu einer vorgegebenen Wortform die korrekte semantische Aktivierung erfolgt. Da wir
hier die Arbeit mit Sätzen ausklammern (Material dazu in Engl u. Mitarb. 1996; Fechtelpeter u. Mitarb. 1995; Neubert u. Mitarb. 1994) werden nur Übungen mit isolierten
Wörtern angesprochen (vgl. auch Steiner 1992). „Verstehen" läßt sich kontrollieren
anhand von Bildwahlen oder anhand von Zuordnungen nach semantischen Kriterien
(z. B. Kategorien). Die letztere Variante hat den Nachteil, daß *immer* Schriftsprache
einbezogen werden muß. Schriftsprache als Unterstützung wird allerdings auch bei
den üblichen Wort-Bild-Zuordnungen eingesetzt.
   Die „klassische" Übung besteht im Zuordnen eines vorgesprochenen (vorgelegten) Wortes zu einem Bild. Auswahlmenge, Wortart und Art der Ablenker können variiert werden, ebenso die Position des Kontrastes. Ein systematisch ausgearbeitetes
Übungsmaterial, das auch Hilfestellungen bei Fehlern angibt, findet sich in Fechtelpeter u. Mitarb. (1995). Je fünf Wörter sind bildlich dargestellt. Pro Gruppe gibt es aber
auch zusätzliche Items, die nur als Schriftkarte vorliegen. Neben hoher Eindeutigkeit
zeigt das Bildmaterial jedoch auch die Probleme, die bei der Darstellung konkreter
Wörter auftauchen können. Zur Illustration ein Beispiel: Vorgabe „Wörter": Fee/Tee/
See/Zeh/Schnee/Klee/Reh.
   Vorgabe „Bilder": Fee (prototypische Darstellung illustrierter Geschichten), Tee
(typische Teekanne mit Teeschalen), See (umgrenzte Fläche mit Segelschiffen), Zeh
(vorderer Teil des Fußes), Schnee (Skifahrer auf Piste). D. h. ein Teil der Zuordnungen
muß erschlossen werden, ein Problem, das bei vielen Übungen zur Wort-Bild-Zuordnung auftaucht!
   Bei schweren Fällen muß die Menge der Auswahlbilder reduziert werden. Für eine individuelle Bildzusammenstellung eignet sich auch das Material von Engl u. Mitarb. (1996), obwohl hier nicht alle denkbaren Minimalpaare bei abbildbaren Kontrasten aufgenommen wurden.

Das hier beschriebene Übungsmaterial läßt sich analog auch für die Sprachproduktion einsetzen.
Eine weniger häufig angewandte Minimalpaartechnik arbeitet mit Reimurteilen.

7.5.4 Reimurteile

Reime werden nur dann erkannt, wenn Wortformen intakt sind und auch (intern) abgerufen werden können. Das bedeutet jedoch noch nicht, daß die Wörter korrekt produziert werden können (z. B. bei Sprechapraxien oder Wortblockaden). Reimurteile sind daher eine gute Möglichkeiten, die *interne Repräsentation* einer lexikalischen Form zu überprüfen. Das Material kann aus Bildern oder aber geschriebenen Wörtern bestehen. Das Reimpaar soll benannt oder aber nur gezeigt werden.
Beispiel: Bilder *Tisch – Fisch – Vogel – Nase*
(Material Engl u. Mitarb., Übung 1.1.2, 1. Var., 1996),
Beispiel: Wörter *Ohr – Nase – Chor – Ort.*
(Derartiges Material muß m. W. zur Zeit noch selbst zusammengestellt werden.)
Eine weitere Variante kann auch die Produktion von Reimen einschließen.
Beispiel: Wortvorgabe (schriftlich oder mündlich) *Tee/Degen/Puder/wecken/lauschen/usw.*
(Wortbeispiele aus Neubert u. Mitarb., a. a. O., Übung 2.9 bis 2.11/2.20 und 2.21).

7.5.5 Ordnen von Phonemfolgen

Ein häufiger Fehlertyp bei phonematischen Paraphasien – insbesondere bei längeren Wörtern – besteht neben Auslassungen oder Ersetzung auch aus Umstellungen von Phonemen oder Silben. (Auf andere Fehler, die durch Antizipation, Perseveration oder Assimilation von Lauten entstehen, wird hier nicht eingegangen. Vgl. dazu Neubert u. Mitarb., a. a. O., Kap. 5).

Bei derartigen Fehlern ist es sinnvoll, Übungen zur Gliederung von Wörtern durchzuführen. Sofern ein Zugang zur Schrift erhalten geblieben ist, lassen sich Lückenwörter oder das Ordnen vorgegebener Silben einsetzen. Auch die Arbeit mit Anagrammen (ungeordnete Buchstabenvorgabe des Zielwortes) kann hilfreich sein, selbst dann, wenn der Patient die Zielwörter noch nicht spontan schreiben oder die Buchstaben noch nicht isoliert benennen kann. Denn bei dieser Übungsvariante ist primär die Kontrolle über das visuelle Eingangslexikon verlangt. In einigen Fällen mit überwiegend phonematischen Neologismen beim lauten Lesen/Nachsprechen und Benennen konnte das Ordnen als effektive Hilfe für die korrekte Wortproduktion eingesetzt werden.

7.6 Hilfestellungen beim Benennen

Da die meisten Patienten gleichzeitig sehr unterschiedliche Probleme beim Wortabruf haben, bestehen Hilfestellungen häufig aus einer Mischung semantischer, phonematischer oder kontextueller Vorgaben. Auch die Einbeziehung weitgehend intakter Speicher (vgl. das klassische „Deblockieren", s. hierzu Springer 1979) ist üblich. Das zentrale Problem besteht darin, daß viele Patienten von derartigen Hilfen abhängig bleiben! Im folgenden wird ein kurzer Überblick gegeben.

7.6.1 Kontexte

– Ergänzungen von bekannten Redewendungen/Liedanfängen usw.
– freie, aber semantisch „zwingende" Satzvorgaben („Am Morgen klingelt der ...").
(Wirksamkeit und Dauer dieser Hilfen wurden von Cohen u. Mitarb. 1979 untersucht.)

7.6.2 Semantische Hilfen in unterschiedlichen Modalitäten

Grundprinzip ist die Aktivierung/Spezifizierung semantischer Merkmale über einen auditiven oder visuellen Weg, da korrektes Benennen die Aktivierung der Semantik voraussetzt.
– Auditiv: Wort-Bild-Zuordnen/Ja-Nein-Urteile bezüglich semantischer Merkmale wie Kategorie, Eigenschaft usw./semantische Merkmale vorgeben, die eine Spezifizierung innerhalb einer Kategorie erlauben, wie z. B. „Bus": *Fahrzeug – auf der Straße – öffentlich – für mehrere Personen – festgelegte Route.*
– Schriftlich: Wortkarten Bildern zuordnen, Benennen nach Entfernung der Schriftkarten.

7.6.3 Phonematische Hilfen

Vorgabe eines Initials

Wie schon an anderer Stelle beschrieben, eignet sich diese Hilfe bei erhöhten Schwellenwerten im phonologischen Ausgangslexikon. Diese Hilfe gehört zwar zu den sogenannten „prompts" (vgl. Howard u. Mitarb. 1985 a), die unmittelbar wirken, aber nicht von Dauer sind. Diese Hilfstechnik kann jedoch als Prüfmittel eingesetzt werden, um abzuklären, ob semantische Merkmale korrekt aktiviert werden. Ferner kann eine fehlende Reaktion auf diese Hilfestellung einen Hinweis darauf liefern, daß eine Unterbrechung von semantischem System und phonologischem Ausgangslexikon besteht.

Vorgabe von Reimen/Reimurteile

Aufgaben dieser Art dienen meist zur Abklärung des sogenannten „stillen" Wortwissens bei Abrufblockaden.

Nachsprechen/Mitsprechen

Diese Hilfe setzt ein weitgehend intaktes auditives Eingangslexikon- und ein ebenso intaktes phonologisches Ausgangslexikon bzw. intakte Zugänge zu diesen Lexika voraus. Bei diesen Voraussetzungen ist die Wirkung zwar unmittelbar, jedoch nicht von Dauer.

7.6.4 Aktivierung der Verbindung von semantischem System und phonologischem Ausgangslexikon

Zugang über lautes Lesen

Wenn das laute Lesen isolierter Wörter möglich ist, kann das Benennen über den Weg *Zuordnen von Wortkarten – lautes Lesen – Entfernen der Karten – Benennen* gewählt werden. Dies ist ein Übungsparadigma vieler Therapiestudien! (Vgl. aber auch Deblockieren.)

Zugang über Lückenwörter (Kreuzworträtseldesign)

Bei mehr oder weniger erhaltenem visuellem Eingangslexikon können Hilfen auf inkomplette schriftliche Wortvorgaben reduziert werden. Die Methode entspricht mehr oder weniger einem Kreuzworträtsel, bei dem aus semantischen Beschreibungen und schon vorhandenen Buchstaben das Zielwort konstruiert werden soll.

Strukturvorgaben (TOT-Design)

Bei teilweiser Kenntnis von formalen Eigenschaften des Zielwortes, entsprechend dem Phänomen „es liegt mir auf der Zunge" (TOT) kann eine schriftlich aufbereitete Vorgabe der Wortstruktur hilfreich sein.
   Beispiel: Zielwort „Banane"/Aufbereitung: Silbenzahl, Betonung und (prominente) Phoneme $B - -' - e$

Anagramme

Bei einem relativ gut erhaltenen Zugang zum visuellen Eingangslexikon können Anagramme zur Aktivierung der korrekten Wortform führen. Darauf wurde schon mehrfach hingewiesen.

Schriftliche Vorgabe des Initials

Einige Patienten können den Zugang zum phonologischen Ausgangslexikon über eine interne schriftliche Repräsentation abrufen, sofern das initiale Graphem vorgegeben wird. Bei Patienten, die eher die schriftliche als die mündliche Repräsentation aktivieren können, empfiehlt sich die Förderung dieser Hilfsstrategie.
   Die beschriebenen Hilfstechniken lassen sich auch computergestützt durchführen. Im Rahmen solcher Programme ist das derzeit nur in niederländisch vorhandene „Multicue" (van Mourik u. Mitarb. 1992) besonders zu erwähnen, da die Patienten hier lernen sollen, sich aus einem semantischen/phonematischen Angebot ihre Hilfen selbst zu wählen.

Schlußbemerkung

In diesem kursorischen Überblick konnten nicht alle denkbaren Übungen berücksichtigt werden. So bleibt zu hoffen, daß Leser und Leserinnen auch neue Varianten ausprobieren, die sich anhand des vorgestellten Modells konstruieren lassen.

Glossar

Ableitung:
s. Derivation: Umformung eines Grundwortes in ein anderes Wort, meist mit Wechsel der Wortart. Für die Ableitung stehen spezielle → Morpheme zur Verfügung (z. B. „-ung" wie bei „heizen – Heizung")

Affix:
→ Morphem, das einem → Wortstamm hinzugefügt wird, z. B. Vor- oder Nachsilbe (*be*-lesen/Les*ung*)

Agnosie:
Unfähigkeit, trotz intakter peripherer Sinnesorgane die Bedeutung eines (auditiven/visuellen) Sinnesreizes zu erfassen

Agraphie(n):
zentral bedingte, erworbene Störungen des Schreibens (je nach Leitsymptom unterschiedliche Formen)

Alexie(n):
erworbene, zentral bedingte Lesestörungen
– „Oberflächenalexie": Lesen primär über die sublexikalische Route
– „Tiefenalexie": Lesen primär über die semantische Route
– „reine Alexie" (auch „periphere Alexie"): buchstabierendes Lesen mit Störung der → Graphemerkennung

Antizipation:
Vorwegnahme eines Lautes, der beim Aussprechen eines Wortes erst später produziert werden sollte

Antonyme:
Wörter mit größtmöglichem Bedeutungsgegensatz (z. B. „schwarz – weiß"/„Krieg – Frieden")

Apraxie:
Störung in der Planung von Bewegungen/Bewegungsabläufen
– Sprechapraxie: Störung bei der Programmierung von Sprechbewegungen

Automatismus
(Sprachautomatismus): ständig (häufig) wiederkehrende Laut- oder Silbenfolge/ Wörter/Phrasen, die nicht in den sprachlichen oder situativen Kontext passen (z. B. „tonetoto" oder „liegen lassen, liegen lassen")

Conduite d'approche:
lautliche Annäherungsversuche an die gesuchte Wortform oder → Phonemsequenz

Deklination:
„Beugung" des Nomens (z. B. das Haus – die Häuser/des Hauses usw.)

Derivation:
s. Ableitung

Dysarthrie

    (Dysarthrophonie): Störung in der Ausführung von Sprechbewegungen (Artikulation), häufig begleitet von Beeinträchtigungen der Atmung, der Stimmgebung, der Sprechmelodie, des Sprechrhythmus

Flektierung

    (Flexion): „Beugung" von Inhaltswörtern (→ Deklination/→ Konjugation/Steigerung von Adjektiven)

Funktionswort:

    Artikel, Pronomen, Präpositionen usw., die syntaktische Beziehungen ausdrücken

Graphem:

    abstrakte Repräsentation eines Buchstabens. Ein und dasselbe Graphem kann unterschiedlich „realisiert" werden (z. B. „B – b/**B** – B/**b** und andere Schreibweisen wie Handschrift, Sütterlin usw.)

Graphemkonzept:

    Wissen, welche unterschiedlichen Realisierungen eines → Graphems dasselbe Graphem vertreten

Graphem-Phonem-Korrespondenz:

    festgelegte Beziehung zwischen Buchstaben/Buchstabenfolgen und Lauten. Je nach Umgebung können identische Buchstaben(folgen) in unterschiedliche Phonemfolgen umgesetzt werden (Beispiel „ch" „ich"/„Bach"/„Chor"/„China"/„Fuchs")

Graphem-Phonem-Konversion:

    Umsetzen von Buchstaben/Buchstabenfolgen in entsprechende Laute/Lautfolgen

Hemianopsie:

    „Halbseitenblindheit" durch Unterbrechung der Sehbahn

Homonyme:

    Wörter mit gleicher Phonemfolge, jedoch unterschiedlicher Bedeutung und teilweise unterschiedlichen syntaktischen/morphologischen Merkmalen (→ Wortart/Artikel) (z. B. „*der* Leiter – *die* Leiter")

Homophone:

    Wörter mit gleicher Phonemfolge, jedoch unterschiedlicher Schreibweise, die semantisch nicht verwandt sind (z. B. Moor – Mohr)

Hyperonym:

    (Hypernym): Oberbegriff

Hyponym:

    Unterbegriff

Implikation:

    notwendiger Einschluß eines Begriffs in einen anderen Begriff (z. B. keine „*Überschwemmung* ohne *Wasser*")

Jargon:

    flüssige, jedoch sinnlose Aneinanderreihung von Wörtern oder semantischen bzw. phonematischen → Neologismen

Kohyponym:

    benachbarter Begriff in einem → Wortfeld

Kompositum:

    aus eigenständigen Wörtern zusammengesetztes Wort (z. B. „Bad(en)" + „Wanne" = Badewanne)

Konjugation:
„Beugung" der Verben nach Person und Zeit

Lexem:
Wort/Wortform; ein → Morphem, das mit einer referentiellen Funktion verbunden ist

Lexikalisierung:
Rückführung eines Pseudowortes (z. B. „*Geuge*" auf das zugrundeliegende Wort „*Geige*")
– Relexikalisierung s. Lexikalisierung

Malapropismus:
Versprecher, bei dem ein formal ähnliches Wort anstelle eines sinngemäß passenden Wortes geäußert wird (z. B. „Renommee" statt „Resümee")

Metathese:
Lautumstellung (z. B. „Brunnen – Born")

Minimalpaar:
Wortpaar, das sich nur in einem einzigen Phonem oder phonematischen Merkmal unterscheidet (z. B. „*Torf* – *Dorf*")

monomorphematisch:
aus einem einzigen → Morphem bestehend. Wörter aus einem einzigen Morphem können mehrere → Silben haben (z. B. Margarine)

Morphem:
kleinste bedeutungstragende Einheit

Morphologie:
Formenlehre (→ Konjugation; → Deklination; → Ableitung usw.)

morphosyntaktisch:
syntaktische Funktion eines → Morphems innerhalb eines Satzes (z. B. Übereinstimmung zwischen Zahl des Subjektes und Personalform des Prädikates: Die Schwalben zwitschern)

Neglect:
Vernachlässigung eines Sinnesreizes trotz erhaltener Wahrnehmung;
– visuell: differentialdiagnostisch relevant bei Lesestörungen und Verarbeitung von komplexem Bildmaterial

Neologismus:
„Neuschöpfung" einer Lautfolge (Buchstabenfolge) bzw. einer → Morphem- oder → Lexemkombination anstelle eines existierenden Wortes
– phonematischer N. (z. B. *mits* statt *Schiff*)
– semantischer N. (z. B. *Katzenblues* statt *Ratte*)
– legaler N.: primär für im Deutschen erlaubte Lautfolgen
– „illegaler" N.: im Deutschen nicht erlaubte Lautfolgen
– „abstruser" N.: ohne erkennbaren Bezug zum Zielwort
– „stereotyper N.: ständig wiederkehrende Lautfolgen, die nur geringfügig variiert werden

Paragrammatismus:
Störung der syntaktischen Verarbeitung mit falschen Verknüpfungen, falschen Funktionswörtern

Paralexie:
Lesefehler

Paraphasie:
falsche Wahl und/oder lautliche Veränderung eines Wortes
– formale P.: falsches (unpassendes) Wort mit phonologischer Ähnlichkeit zum Zielwort (vgl. auch „Malapropismus")
– phonematische P.: lautliche Veränderung eines Wortes (Ersetzung/Auslassung/Umstellung usw. von Lauten)
– semantische P.: falsches Wort mit semantischer Ähnlichkeit zum Zielwort
– „gemischte" P.: falsches Wort mit sowohl semantischer als auch phonematischer Ähnlichkeit zum Zielwort

Perseveration:
„Haftenbleiben" an einem Laut/einer Silbe/einem Wort

Phonem:
kleinste bedeutungsunterscheidende sprachliche Einheit (z. B. „ $P - B$ " in „Pass – Bass") Phoneme bilden ein System, das durch die → Phonologie beschrieben wird

Phonem-Graphem-Korrespondenz:
s. Graphem-Phonem-Korrespondenz

Phonologie:
Lehre, wie das → Phonem-System einer Sprache aufgebaut und geordnet ist

Phrase:
eine Folge von Wörtern, die aufgrund syntaktischer oder semantischer Merkmale oder aufgrund der Sprechmelodie eine Einheit bilden

Pragmatik:
(hier) Verwendung von Sprache/sprachliches „Handeln" in der Kommunikation

Prototypikalität:
„prototypisch" heißt ein besonders *typischer* Vertreter einer Kategorie (z. B. „Amsel" für Kategorie „Vögel")

Pseudowort:
eine nicht im Lexikon vorhandene → Phonem-(→ Graphem)folge, die aufgrund formaler Eigenschaften ein Wort sein könnte

randomisieren:
etwas nach dem Zufallsprinzip anordnen

Regularität:
hier Regelhaftigkeit in der Orthographie/keine ungewöhnliche Schreibweise wie etwa „Teint"

satzsemantisch:
bezieht sich auf die Bedeutung eines ganzen Satzes, primär vermittelt über die semantische Kombinierbarkeit von Verben und anderen Inhaltswörtern

Semantik:
Bedeutungslehre
– semantisches Feld (s. → Wortfeld)
– semantisches Merkmal: theoretisches Konstrukt; „Baustein" einer Wortbedeutung (z. B. „Frau": +/– belebt; +/– menschlich; +/– weiblich)
– semantisch-klassifikatorische Relation; z. B. → Hypernym → Hyponym oder Ganzes – Teil
– situative Relation: z. B. Ort oder Funktion eines Gegenstandes („Kamel – Wüste")

Silbe:

Sprecheinheit, bestehend aus einem Vokal und einem/mehreren Konsonanten, nicht identisch mit → Morphem

„Spelling":

englisch für (orthographisch korrektes) Buchstabieren

Suffix:

→ Affix, das an den Wortstamm angehängt wird (z.B. „Heiz-*ung*")

Synonym:

Wort mit gleicher Bedeutung wie ein anderes, lautlich unähnliches Wort (z.B. „Chef – Boss")

TOT:

„Tip of the tongue" („Es liegt mir auf der Zunge")

Wortart:

Klassifizierung von Wörtern (z.B. Substantiv, Verb usw.)

Wortarteneffekt:

unterschiedliche Lese-/Schreibleistung je nach → Wortart (z.B. bessere Leistung bei einfachen, konkreten Substantiven, Verben und Adjektiven, verglichen mit Funktionswörtern)

Wortfeld:

eine in sich gegliederte Menge bedeutungsverwandter Wörter. In einem Wortfeld wird die Bedeutung eines jeden Wortes durch die Bedeutung der anderen Wörter festgelegt und eingegrenzt

Wortschatz:

– aktiver Wortschatz: alle Wörter, die ein individueller Sprecher tatsächlich gebraucht

– passiver Wortschatz: alle Wörter, die ein individueller Sprecher zwar kennt, aber nicht gebraucht

Wortstamm

Grundform eines Wortes, die durch → Ableitung oder → Flektierung verändert werden kann

Literatur

Aitchison, J.: Words in the Mind. An Introduction to the Mental Lexicon. Basil Blackwell, Cambridge/Mass. 1989

Au, R., M. L. Albert, L. K. Obler: The relation of aphasia to dementia. Aphasiology 2 (1988) 161–173

Badecker, W., A. Caramazza: Morphological composition in the lexical output system. Cogn. Neuropsychol. 8 (1991) 335–367

Basso, A.: PALPA: an appreciation and a few criticisms. Aphasiology 10 (1996) 190–193

Basso, A., R. Carmelina, P. Faglioni, M. E. Zanobio: Confrontation naming, picture description and action naming in aphasic patients. Aphasiology 4 (1990) 185–195

Bastiaanse, R., M. Bosje, M. Franssen: Deficit-oriented treatment of word-finding problems: another replication. Aphasiology 10 (1996) 363–383

Berndt, R. S., C. C. Mitchum, A. N. Haendiges, J. Sandson: Verb retrieval in aphasia. 1. Characterizing single word impairments. Brain and Lang. 56 (1997) 68–107

Blanken, G.: Anmerkungen zur Methodologie der Kognitiven Neurolinguistik. Neurolinguistik 2 (1988) 127–147

Blanken, G.: Wortfindungsstörungen und verbales Lernen bei Aphasie: Eine Einzelfallstudie. Neurolinguistik 3 (1989) 107–127

Blanken, G.: Formal Paraphasias: A single case study. Brain and Lang. 38 (1990) 534–554

Blanken, G.: Was will und was tut die linguistische Aphasiologie? Eine Einführung am Beispiel der lexikalischen Verarbeitung. In Blanken, G.: Einführung in die linguistische Aphasiologie. HochschulVerlag, Freiburg 1991 a (S. 1–43)

Blanken, G.: Die neurolinguistische Basis von Sprachautomatismen. In Blanken, G.: Einführung in die linguistische Aphasiologie. HochschulVerlag, Freiburg 1991 b (S. 121–157)

Blanken, G.: Die kognitive Neurolinguistik des Schreibens. In Blanken, G.: Einführung in die linguistische Aphasiologie. HochschulVerlag, Freiburg 1991 c (S. 287–329)

Blanken, G.: Stereotype Neologismen bei Aphasie. Eine Fallstudie. Neurolinguistik 5 (1991 d) 39–59

Blanken, G.: Die Produktion geschriebener (und gesprochener) Wörter bei Aphasie. Eine Gruppenstudie. Neurolinguistik 8 (1994) 59–87

Blanken, G.: Auditives Sprachverständnis: Wortbedeutungen/Visuelles Sprachverständnis: Wortbedeutungen. NAT-Verlag, Hofheim 1996

Blanken, G.: Simplizia – Ja! Komposita – Nein! Aphasische Fehler bei der Produktion von Nomina Komposita. In Rickheit, G. (Hrsg.): Studien zur klinischen Linguistik – Modelle, Methoden, Interventionen. Westdeutscher Verlag, Opladen (im Druck)

Blanken, G., R. Döppler, J. Dittmann, C. W. Wallesch: Die Funktionenvergleichsprüfung. Experimental Version, Freiburg 1988

Blanken, G., J. Dittmann, H. Grimm, J. C. Marshall, C. W. Wallesch (Hrsg.): Linguistic Disorders and Pathologies. An International Handbook. De Gruyter, Berlin 1993

Buckingham, H. W.: Disorders of word-form processing in aphasia. In Blanken, G., J. Dittmann, H. Grimm, J. C. Marshall, C. W. Wallesch (Hrsg.): Linguistic Disorders and Pathologies. An International Handbook. De Gruyter, Berlin 1993

Buckingham, H. W., A. Kertesz: Neologistic Jargon Aphasia. Neurolinguistics 3 (1976)

Butterworth, B.: Hesitation and the production of verbal paraphasias and neologisms in jargon aphasia. Brain and Lang. 8 (1979)

Butterworth, B.: Disorders of morphological encoding. Cognition 42 (1992) 261–286

Butterworth, B.: Disorders of phonological encoding. Cognition 42 (Special Issue) (1992) 261–287

Caplan, D.: Language, Structure, Processing and Disorders. MIT Press, Cambridge 1993

Caramazza, A., A. E. Hillis: Levels of Representation, Coordinate frames and unilateral neglect. Cogn. Neuropsychol. 7 (1990 a) 391–445

Caramazza, A., A. E. Hillis: Where do semantic errors come from? Cortex 26 (1990 b) 95–127

Caramazza, A., A. E. Hillis: For a theory of remediation of cognitive deficits. Paper presented at NIDCD Workshop on Treatment of Aphasia. Bethesda 1991

Chenery, H. J., B. E. Murdoch, J. C. L. Ingram: An investigation of confrontation naming performance in Alzheimer's dementia as a function of disease severity. Aphasiology 10 (1996) 423–443

Cholewa, J.: Störungen der lexikalisch-morphologischen Wortverarbeitung bei Aphasie: ein Literaturüberblick. Neurolinguistik 7 (1993) 105–125

Cholewa, J., S. Tabatabaie, N. Stadie, R. De Bleser: Das Programm PHONO: Computergestützte Analyse expressivphonologischer Fehlleistungen. Neurolinguistik 8 (1994) 27–41

Cohen, R., D. Engel, S. Kelter, G. List: Kurz- und Langzeiteffekte von Benennhilfen bei Aphastkern. In Peuser, G. (Hrsg.): Studien zur Sprachtherapie. Fink, München 1997 (S. 350–361)

De Bleser, R., J. Luzzatti: Die kognitive Neuropsychologie der Schriftsprache – Ein Überblick mit zwei deutschen Fallbeschreibungen. Linguistische Berichte, Sonderheft 1 (1987) 118–161

Dell, G. S.: Positive feedback in hierarchical connectionist models: Applications to language production. Cogn. Sci. 9 (1985) 3–23

De Bleser, R.: Formen und Erklärungsmodelle der erworbenen Dyslexien. In Blanken, G.: Einführung in die linguistische Aphasiologie. HochschulVerlag, Freiburg 1991 (S. 329–349)

De Langen, E. G.: Lesen und Schreiben. In von Cramon, D., J. Zihl: Neuropsychologische Rehabilitation. Springer, Heidelberg 1988 (S. 289–306)

De Langen, E. G., D. von Cramon: Phänomenologie der Agraphie. Nervenarzt 57 (1986) 719–726

Deloche, G., M. Dordaine, H. Kremin: Rehabilitation of confrontation naming in aphasia. Aphasiology 7 (1993) 201–216

Dittmann, J.: Versprecher und Sprachproduktion. Ansätze zu einer psycho-linguistischen Konzeption von Sprachproduktionsmodellen. In Blanken, G., J. Dittmann, C. W. Wallesch: Sprachproduktionsmodelle. HochschulVerlag, Freiburg 1988 (S. 35–83)

Dittmann, J.: Phonematische Störungen bei Aphasie. In Blanken, G.: Einführung in die linguistische Aphasiologie. HochschulVerlag, Freiburg 1991 (S. 43–89)

Duden: Die sinn- und sachverwandten Wörter. Duden Bd. 8, 2. Aufl. Dudenverlag, Mannheim 1986

Ellis, A. W., A. W. Young: Einführung in die kognitive Neuropsychologie. Huber, Toronto 1991

Ellis, A. W., J. Kay, S. Franklin: Anomia: Differentiating between semantic and phonological deficits. In Margolin, D. I.: Cognitive Neuropsychology in Clinical Practice. Oxford University Press, New York 1992 (pp. 207–229)

Engl, E. M., A. Kotten, I. Ohlendorf, E. Poser: Sprachübungen zur Aphasiebehandlung. Ein linguistisches Übungsprogramm mit Bildern, 5. Aufl., Marhold, Berlin 1996

Fay, D., A. Cutler: Malapropisms and the structure of the mental lexicon. Linguistic Inquiry 8 (1977) 505–520

Fechtelpeter, A., S. Göddenhenrich, S. v. Hinckeldey, H. Spitzer: Therapiematerial zur Behandlung phonematischer Störungen. Fischer, Stuttgart 1995

Ferenbach, M., I. Schüßler: Wörter zur Wahl, 1. Aufl., Klett, München 1970

Ferguson, A., E. Armstrong: The PALPA: a valid investigation of language? Aphasiology 10 (1996) 193–197

Franklin, S.: Dissociations in auditory word comprehension. Evidence from nine fluent aphasic patients. Aphasiology 3 (1989) 189–207

Francis, W. N., H. Kucera: Frequency analysis of English usage. Houghton Mifflin, Boston 1982

Garret, M.: Disorders of lexical selection. Cognition 42 (Special Issue) (1992) 143–181

Goodglass, H., E. Kaplan: Assessment of Aphasia and Related Disorders, 2nd. ed. Lea & Febiger, Philadelphia 1972, 1983

Goodglass, H., E. Kaplan, S. Weintraub, N. Akkermann: The „Tip-of-the-tongue"-Phenomenon in aphasia. Cortex 12 (1976) 145–153

Greenwald, M. L., A. M. Raymer, M. E. Richardson, L. J. G. Rothi: Contrasting treatments for severe impairments of picture naming. In Neuropsychological Rehabilitation. Special Issue „Cognitive Neuropsychological Approaches to the Treatment of Language Disorders". (1995) 17–51

Gröne, B., E. M. Engl, A. Kotten: Bildmaterial zur semantischen Differenzierung (Arbeitstitel). EKN-Materialien zur Therapie (in Vorbereitung)

Harley, T. A.: Connectionist approaches to

language disorders. Aphasiology 7 (1993) 221–249

Henaff Gonon, M. A., R. Bruckert, F. Michel: Lexicalisation in an anomic patient. Neuropsychologia 27 (1989) 391–407

Hillert, D.: Der Status lexikalisch-semantischer Repräsentationen und Prozesse bei Aphasie. Neurolinguistik 4 (1990) 43–69

Hillert, D.: Aspekte semantischer Prozesse bei Broca- und Wernicke-Aphasie. Sprache – Stimme – Gehör 15 (1991) 160–164

Hinton, G. E., D. C. Plaut, T. Shallice: Computersimulation eines Hirnschadens. Spektr. d. Wiss. (1993) 68–75

Howard, D., V. M. Orchard-Lisle: On the origin of semantic errors in naming: evidence from the case of a global dysphasic. Cogn. Neuropsychol. 1 (1984) 163–190

Howard, D., K. E. Patterson, S. Franklin, V. M. Orchard-Lisle, J. Morton: The facilitation of picture naming in aphasia. Cogn. Neuropsychol. 2 (1985a) 49–80

Howard, D., K. E. Patterson, S. Franklin, V. M. Orchard-Lisle, J. Morton: The treatment of word retrieval deficits in aphasia: A comparison of two therapy methods. Brain 108 (1985b) 817–829

Howard, D., S. Franklin: Missing the Meaning? The MIT Press, Cambridge/Mass. 1988

Howard, D., S. F. Kohn, M. P. Lorch, D. M. Pearson: Verb finding in aphasia. Cortex 25 (1989) 57–69

Howard, D., K. E. Patterson: Pyramids and Palm Trees. Thames Valley Test Company, Bury St. Edmunds 1992

Huber, W., K. Poeck, D. Weniger, K. Willmes: Der Aachener Aphasie Test. Hogrefe, Göttingen 1983

Kay, J., R. Lesser, M. Coltheart: PALPA. Psycholinguistic Assessments of Language Processing in Aphasia. Lawrence Erlbaum Ass., Hove 1992

Kay, J., R. Lesser, M. Coltheart: Psycholinguistic assessments of language processing in aphasia (PALPA): an introduction. Aphasiology 10 (1996) 159–180

Kelter, S., B. Höhle, G. Merdian: Bahnung und Interferenz bei der Bildbenennung von Aphasikern. Neurolinguistik 3 (1989) 35–57

Klingenberg, G., W. Heizmann, W. Huber, K. Willmes, K. Poeck, S. Göddenhenrich: Wechselwirkungen zwischen Zuordnen und Benennen. Neurolinguistik 4 (1990) 89–109

Kacmarek, B. L. J. (Ed.): Aphasiology 9 (Special Issue for A. R. Luria) (1995)

Kotten, A.: Aphasietherapie auf neurolinguistischer Basis. In Blanken, G.: Einführung in die linguistische Aphasiologie. HochschulVerlag, Freiburg 1991 (S. 381–408)

Kotten, A.: Offene Fragen. Zur Anwendung von Prozeßmodellen in der Aphasietherapie. In Ohlendorf, I., T. Pollow, W. Widdig, D. Linke: Sprache und Gehirn. Grundlagenforschung für die Aphasietherapie. Festschrift zum 85sten Geburtstag von Anton Leischner. HochschulVerlag, Freiburg 1994 (S. 101–121)

Kremin, H.: Spared naming without comprehension. J. of Neuroling. 2 (1986) 131–150

Kremin, H.: Naming and its disorders. In Boller, F., J. Grafman: Handbook of Neuropsychology, Vol. 1. Elsevier, Amsterdam 1988 (pp. 307–328)

Kremin, H.: Therapeutic approaches to naming impairments: Facilitation of word retrieval and rehabilitation of naming disorders. In Paradis, M.: Foundations of Aphasia Rehabilitation. Pergamon Press, Oxford 1993 (pp. 261–293)

Kremin, H.: Naming impairments and the information processing approach. In Stachowiak, F.-J., R. De Bleser, G. Deloche, R. Kaschel, H. Kremin, P. North, L. Pizzamiglio, I. Robertson, B. Wilson: Developments in the Assessment and Rehabilitation of Brain-Damaged Patients. Narr Verlag, Tübingen 1993 (pp. 243–252)

Kremin, H., A. Basso: Apropos the mental lexicon: the Naming of Nouns and Verbs. In Stachowiak, F.-J., R. De Bleser, G. Deloche, R. Kaschel, H. Kremin, P. North, L. Pizzamiglio, I. Robertson, B. Wilson: Developments in the Assessment and Rehabilitation of Brain-Damaged Patients. Narr Verlag, Tübingen 1993 (pp. 233–242)

Kremin, H., I. Ohlendorf: Einzelwortverarbeitung im Logogen-Modell. Neurolinguistische Evidenzen. Neurolinguistik 2 (1988) 67–101

Le Dorze, G., N. Boulay, J. Gaudreau, Ch. Brassard: The contrasting effects of a semantic versus a formal-semantic technique for the facilitation of naming in a case of anomia. Aphasiology 8 (1994) 127–141

Le Dorze, G., C. Pitts: A case study evaluation of effects of different techniques for treatment of aphasia. In Neuropsychological Rehabilitation. Special Issue: Cognitive Neuropsychological Approaches to the Treatment of Language Disorders (1995) 51–67

Leischner, A.: Über die Einteilung der Paraphasien. In Gloning, K., W. U. Dressler: Paraphasie. Fink, München 1980 (S. 21–35)

Lesser, R.: Some issues in the neuropsychological rehabilitation of anomia. In Seron, X., D. Deloche: Cognitive Approaches in Neuropsychological Rehabilitation. Lawrence Erlbaum, London 1989 (pp. 65–104)

Lesser, R., Lesley, M.: Linguistics and Aphasia. Longman, London 1993

Leuninger, H.: Reden ist Schweigen, Silber ist Gold. Gesammelte Versprecher. dtv, München 1996

Levelt, W. J. M. L.: Speaking. From Intention to Articulation. MIT Press, Cambridge/Mass. 1989

Levelt, W. J. M. L.: Accessing words in speech production: Stages, processes and representations. Cognition 42 (Special Issue) (1992) 1–22

Levelt, W. J. M. L., H. Schriefers, D. Vorberg, A. S. Meyer, Th. Pechmann, J. Havinga: The time course of lexical access in speech production: A study of picture naming. Psychol. Rev. 98 (1991) 122–142

Li, E. Ch., S. E. Williams: The effects of grammatic class and cue type on cueing responsiveness in aphasia. Brain and Lang. 38 (1990) 48–60

Li, E. Ch., G. J. Canter: Varieties of errors produced by aphasic patients in phonemic cueing. Aphasiology 5 (1991) 51–61

Luria, A. R.: Neuropsychological studies in aphasia. Neurolinguistics 6. Sweets and Zeitlinger, Amsterdam 1977

Marshall, J., C. Pound, M. White-Thomson, T. Pring: The use of picture-word matching tasks to assist word retrieval in aphasic patients. Aphasiology 4 (1990) 167–184

Martin, N., E. M. Saffran: A computational account of deep dyslexia: Evidence from a single case study. Brain and Lang. 43 (1992) 240–274

Miceli, G., A. Amitrano, R. Capasso, A. Caramazza: The remediation of anomia resulting from output lexical damage. Brain and Lang. 52 (1994) 150–174

Miller, G. A.: Wörter. Streifzüge durch die Psycholinguistik. Spektrum Bd. 36, Heidelberg 1992

Miller Sommers, L., R. S. Pierce: Naming and semantic judgements in dementia of Alzheimer's type. Aphasiology 4 (1990) 573–587

Morton, J.: The Logogen Model and orthographic structure. In Frith, U.: Cognitive Processes in Spelling. Academic Press, London, New York 1980 (pp. 117–135)

Morton, J.: Naming. In Newman, S., R. Epstein: Dysphasia. Churchill Livington, Edinburgh 1984 (pp. 217–230)

Morton, J., K. Patterson: A new attempt at an interpretation, or, an attempt at a new interpretation. In Coltheart, M., K. Patterson, J. C. Marshall (Eds.): Deep Dyslexia. Routledge & Kegan Paul, London 1980 (pp. 91–119)

van Mourik, M., W. M. E. van de Sandt-Koenderman: Multicue. Aphasiology 6 (1992) 179–185

Müller, R. A.: Modularism, holism, connectionism: old conflicts and new perspectives in aphasiology and neuropsychology. Aphasiology 6 (1992) 443–477

Neubert, C., N. Rüffer, M. Zeh-Hau: Neurolinguistische Aphasietherapie. Teil 1 Lexikalisch-semantische Störungen. NAT-Verlag, Hofheim 1992

Neubert, C., N. Rüffer, M. Zeh-Hau: Neurolinguistische Aphasietherapie. Teil 3 Lexikalisch-phonematische Störungen. NAT-Verlag, Hofheim 1994

Neubert, C., N. Rüffer, M. Zeh-Hau: Neurolinguistische Aphasietherapie. Bild-semantische Störungen. NAT-Verlag, Hofheim 1995

Nickels, L. A.: The autocue? Self-generated phonemic cues in the treatment of a disorder of reading and naming. Cogn. Neuropsychol. 9 (1992) 155–182

Nickels, L. A.: Spoken word production and its breakdown in aphasia. Psychology Press Ltd., Hove 1997

Nickels, L. A., W. Best: Therapy for naming disorders (part I): principles, puzzles and progress. Aphasiology 10 (1996a) 21–49

Nickels, L. A., W. Best: Therapy for naming disorders (part II): specifics, surprises, and suggestions. Aphasiology 10 (1996b) 109–137

Patterson, K. E., C. Purell, J. Morton: Facilitation of word retrieval in aphasia. In Code, C., D. J. Muller: Aphasia Therapy. Arnold, London 1983 (pp. 76–88)

Patterson, K. E., J. C. Marshall, M. Coltheart (Eds.): Surface Dyslexia. Lawrence Erlbaum Ass., London 1985

Pring, T., M. White-Thomson, C. Pound, J. Marshall, A. Davis: Picture/word matching tasks and word retrieval: some follow-up data and second thoughts. Aphasiology 4 (1990) 479–483

Pring, T., A. Hamilton, A. Harwood, L. MacBride: Generalisation of naming after picture/word matching tasks: only items appearing in therapy benefit. Aphasiology 7 (1993) 383–394

Rapp, B., A. Caramazza: On the distinction between deficits of access and deficits of storage. Cogn. Neuropsychol. 10 (1993) 143–184

Raymer, A. M., C. K. Thompson, B. Jacobs, H. R. Le Grand: Phonological treatment of naming deficits in aphasia: model-based generation analysis. Aphasiology 7 (1993) 27–55

Reitz, J.: Erworbene Schriftsprachstörungen. Eine neurolinguistische Aufgabensammlung zur Erfassung schriftsprachlicher Leistungen. Westdeutscher Verlag, Opladen 1994

Ruoff, A.: Häufigkeitswörterbuch gesprochener Sprache. Idiomatika, Bd. 8. Niemeyer, Tübingen 1990

Schlenck, K. J.: Phonologische Störungen bei Aphasie. In Rickheit, G. (Hrsg.): Studien zur klinischen Linguistik – Modelle, Methoden, Interventionen. Westdeutscher Verlag, Opladen (im Druck)

Schmidt-Heikenfeld, E.: Semantisches Sortieren bei Aphasie. Aachener Studien zur Neurolinguistik und Neuropsychologie 1. Alano-Verlag, Aachen 1987

Springer, L.: Zur Anwendung der Deblockierungsmethode in der Aphasietherapie. In Peuser, G. (Hrsg.): Studien zur Sprachtherapie. Fink, München 1979 (S. 462–475)

Springer, L.: Behandlungsphasen einer syndromorientierten Aphasietherapie. Sprache – Stimme – Gehör 10 (1986) 22–29

Stachowiak, F.-J.: Zur semantischen Struktur des subjektiven Lexikons. Fink, München 1979

Stadie, N., J. Cholewa, R. De Bleser, S. Tabatabaie: Das neurolinguistische Expertensystem LeMo. 1. Theoretischer Rahmen und Konstruktionsmerkmale des Testteils LEXIKON. Neurolinguistik 8 (1994) 1–27

Steiner, J.: Die phonologische Dimension gestörter Sprache. Fink, München 1992

Stemberger, J. P.: An interactive activation model of language production. In Ellis, A. W. (Ed.): Progress in the Psychology of Language. 1. Erlbaum, London 1985 (pp. 143–186)

Stimley, M. A., J. D. Noll: The effects of semantic and phonemic prestimulation cues on picture naming in aphasia. Brain and Lang. 41 (1991) 496–509

Weigl, E.: The phenomenon of temporary deblocking in aphasia. Zeitschrift für Phonetik, Sprachwissenschaft und Kommunikationsforschung 14 (1961) 337–364

Weigl, E.: Neuropsychological approach to the problem of transcoding. Linguistics 154/155 (1975) 105–137

Weigl, E.: Beiträge zur neuropsychologischen Grundlagenforschung. In Peuser, G. (Hrsg.): Studien zur Sprachtherapie. Fink, München 1979 (S. 88–105)

Wiegel-Crump, C. A., R. A. Koenigsknecht: Tapping the lexical store of the adult aphasic: analysis of the improvement made in world retrieval skills. Cortex 9 (1973) 411–418

Williams, S., G. Canter: Action-naming performance in four syndroms of aphasia. Brain and Lang. 32 (1987) 124–136

Wingfield, A., H. Goodglass, K. L. Smith: Effects of Word-onset cueing on picture naming in aphasia: a reconsideration. Brain and Lang. 39 (1990) 373–390

Ziegler, W.: Aphasisch-phonologische Störungen der Sprachproduktion. Neurolinguistik 3 (1989) 1–35

Ziegler, W.: Sprechapraktische Störungen bei Aphasie. In Blanken, G.: Einführung in die linguistische Aphasiologie. HochschulVerlag, Freiburg 1991 (S. 89–121)

Sachverzeichnis

Stichwörter wurden möglichst umfassend aufgenommen. Es gibt jedoch eine Reihe von sehr häufig erscheinenden Begriffen (wie z.b. „Eingangs-/Ausgangslexikon", „Paraphasie", „semantisches System", „Benennen" o.ä.), für die nur dann im Sachregister die Seitenzahl angegeben wird, wenn sie für den beschriebenen Sachverhalt von zentraler Bedeutung sind. Einige der Begriffe wie z.B. „semantisches System" werden je nach übergeordnetem Schwerpunkt mehrfach erwähnt. Bei Untersuchungen und Fallbeschreibungen werden nach der ersten Erwähnung eines wichtigen Begriffes alle weiteren Vorkommen in dem betreffenden Kapitel durch „ff" gekennzeichnet.

Auf alternativ verwendete Begriffe wird in Klammern verwiesen.